拒 绝
阿尔茨海默病

刘军　主编

Say no to Alzheimer's disease

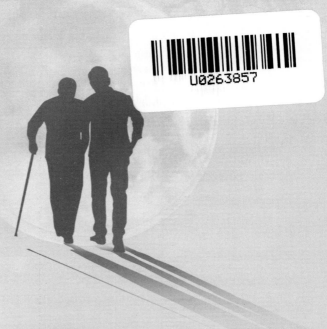

SPM 南方出版传媒

广东科技出版社｜全国优秀出版社

·广州·

图书在版编目（CIP）数据

拒绝阿尔茨海默病 / 刘军主编. —广州：广东科技出版社，
2022.1
ISBN 978-7-5359-7762-5

Ⅰ.①拒… Ⅱ.①刘… Ⅲ.①阿尔茨海默病—防治
Ⅳ.①R749.1

中国版本图书馆CIP数据核字（2021）第211402号

出 版 人：严奉强
责任编辑：黎青青 潘羽生
责任校对：杨崚松
责任印制：彭海波
出版发行：广东科技出版社
　　　　　（广州市环市东路水荫路11号 邮政编码：510075）
销售热线：020-337607413
https://www.gdstp.com.cn
E-mail：gdkjbw@nfcb.com.cn
经　　销：广东新华发行集团股份有限公司
印　　刷：广州市东盛彩印有限公司
　　　　　（广州市增城区太平洋十路2号 邮政编码：510700）
规　　格：787mm×1 092mm　1/16　印张9.75　字数195千
版　　次：2022年1月第1版
　　　　　2022年1月第 1次印刷
定　　价：49.80元

如发现因印装质量问题影响阅读，请与广东科技出版社
印制室联系调换（电话：020-37607272）。

《拒绝阿尔茨海默病》编委名单

主 编 刘 军 广州医科大学附属第二医院

副主编 廖 旺 广州医科大学附属第二医院

编 者（按照姓氏笔画排列）

井秀娜 中山大学孙逸仙纪念医院

方文丽 中山大学孙逸仙纪念医院

阮玉婷 广州医科大学附属第二医院

麦濚仁 中山大学孙逸仙纪念医院

李 怡 中山大学孙逸仙纪念医院

杨炼红 中山大学孙逸仙纪念医院

肖颂华 中山大学孙逸仙纪念医院

余 群 中山大学孙逸仙纪念医院

谷贝贝 四川省人民医院

张 蓓 广东药科大学附属第一医院

陈婉如 中山大学孙逸仙纪念医院

范胜诺 中山大学孙逸仙纪念医院

郑雨秋 中山大学附属第七医院

赵仲艳 海南省人民医院

徐佳欣 中山大学孙逸仙纪念医院

唐静仪 中山大学孙逸仙纪念医院

曹志毓 中山大学孙逸仙纪念医院

彭素丹 中山大学孙逸仙纪念医院

雷 鸣 中山大学孙逸仙纪念医院

廖劭伟 深圳市宝安人民医院

熊 鹦 广州市第一人民医院

拒绝
阿尔茨海默病

　　阿尔茨海默病又称老年性痴呆或早老性痴呆，是老年期痴呆中最常见的类型，占50%~70%。2015年全球约有4 600万阿尔茨海默病患者，990万新发阿尔茨海默病患者被诊断，这就意味着平均每3秒钟就有1例阿尔茨海默病患者被确诊，到2050年阿尔茨海默病患者的总数将从4 600万增长到1.315亿。可以看出，这类患者是一个庞大的群体。阿尔茨海默病的发病率与年龄密切相关，随着人口老龄化的进展，阿尔茨海默病的发病率逐年上升，已成为人类健康的"第四大杀手"，给人类带来的影响不容小觑。其导致老年人残疾和不能独立生活，不仅大大降低了患者的生活质量，也给患者家庭、社会带来了难以承受的负担。据统计，全球每年用于阿尔茨海默病诊疗的费用超过全球GDP的1%。我国每个阿尔茨海默病患者所在的家庭每年用于该病的花费人均不少于10万元，相信对很多家庭来讲，这是一笔不小的费用。

　　阿尔茨海默病患者由于记忆力、计算力、判断力等逐渐下降，被迫离开工作岗位，从无法独立生活，到逐渐丧失基本的日常生活能力，再到最后出现精神行为异常，变得完全不像从前的自己。而对患者家属来说更是苦不堪言，假如家庭中有这样一位患者，家属们的艰辛难以想象，有一部分家属很有可能要辞职在家照顾患者的饮食起居，时时刻刻担心患者，在牺牲了自己生活的同时也要承受不被患者理解、患者不配合的压力。

更让我们感到忧心的是，全社会甚至包括医务工作者对阿尔茨海默病的认识远远不够。大部分患者认为患有阿尔茨海默病等于被剥夺了尊严，这种强烈的病耻感让他们羞于启齿，于是选择默默忍受。还有一部分患者持自暴自弃的态度，黯然伤神，认为治与不治没有差别，不如顺其自然，节约诊治费用。而医务工作者对这个病也不够重视。全球阿尔茨海默病患者中多达3/4未经诊断，因此无法获得相关治疗和护理。在高收入国家，仅有20%～50%的阿尔茨海默病患者能够获得初级护理。而在中低收入国家，这一比例仅为10%。

在这些年的临床工作中，我们深深地意识到这些问题，为此担忧不已，真切希望能提高全社会对阿尔茨海默病的重视。从阿尔茨海默病被发现至今的100多年里，虽然新药如雨后春笋般不断涌出，但大都以失败而告终，药物治疗方面没有太大的进展。但我们可以确定的是，从饮食、运动、生活方式等方面着手能对阿尔茨海默病起到积极的预防作用，早期的诊治对于病情也有一定的延缓作用。"长风破浪会有时，直挂云帆济沧海"，我们出版这本书，期待能对医生、患者、家属乃至全社会起到科普作用，提高人们对阿尔茨海默病的全面认识。愿阿尔茨海默病患者在全社会的细心呵护下，有尊严、有幸福感地生活。

让我们携手共进，共同找回那遗失的记忆！

刘军

广州医科大学附属第二医院

2021年3月

目　录
Contents

第三部分　治疗阿尔茨海默病

第一部分

Alzheimer's
认识阿尔茨海默病
Disease

第一章　走近阿尔茨海默病

一、被阿尔茨海默病纠缠的名人——里根与撒切尔夫人

1994年8月，美国前总统罗纳德·威尔逊·里根被诊断出患有阿尔茨海默病（又称"老年痴呆症"）。同年11月5日，里根向美国民众宣布了这一消息。他的《告美国人民书》饱含深情，希望能通过披露自身病情增进公众对阿尔茨海默病的了解，正如他过去公布自己的结肠癌等病情提高了人们对癌症的认识。他在信中写道："此时此刻，我感觉良好。我打算享受上帝赐予我在这个地球上余下的岁月，做我一贯做的事。"此后，里根很少公开露面，但还继续会见友人。随着病情加重，他越来越难以辨认亲朋好友，最后这位前总统既不能散步，也不能同别人聊天，只能躺在床上用长时间的睡眠来消耗时光，甚至连下床坐轮椅都很少见。

在大洋的另一岸，有"铁娘子"之称的英国前首相——撒切尔夫人与里根可谓同病相怜。这两位杰出的政客在其任职期间促成了英美两国的许多合作，因此人们称其二人为"政治上的灵魂伴侣"。撒切尔夫人曾允诺，在里根的葬礼上致悼词。然而，2002年3月，撒切尔夫人患上了阿尔茨海默病。患病后，撒切尔夫人的记忆力大大受损，读书看报对于她而言已经"毫无意义"，因为她总是看了下句忘了上句，有时候甚至是一句话没有读完就忘了开头。此时，她意识到自己恐怕无法兑现诺言，因此提前录制了里根的悼词。与阿尔茨海默病抗争10年后，里根于2004年6月5日病逝，撒切尔夫人在他的丧礼上播放了提前录制的悼词，形容他是"最亲密的政治及个人朋友"。

美国阿尔茨海默病协会资深副主席凯恩说："里根为战胜阿尔茨海默病做出了两项贡献，一是极大地提高了公众对这种病的认识，二是使人们勇于公开谈论这种疾病。阿尔茨海默病过去是一种令许多人羞于启齿的病症，里根的勇气鼓舞了成千上万的病患。"

二、关于阿尔茨海默病的电影——《依然爱丽丝》《归来》

电影《依然爱丽丝》讲述了哥伦比亚大学教授爱丽丝·豪兰患上阿尔茨海默病后生活的改变。爱丽丝50岁那年患上了阿尔茨海默病，医生的诊断彻底改变了她的生活。她的记忆跟不上遗忘的脚步，她逐渐记不起女儿的名字，想不起丈夫的面孔，找不到回家的路。她曾经对自己卓越的语言能力引以为豪，得病后却连演讲都要借助于纸笔，生活几度陷入混乱。电影中有这样一处情节，爱丽丝跟丈夫约好去跑步，出行前想小便，但却因为找不到家里的洗手间，尿湿了裤子。曾经身为教授的她，最终连洗手间都找不着，她感到耻辱、无助，甚至觉得生活失去了意义。但幸好，爱丽丝有爱她的丈夫、儿女，他们在生活上给予她无微不至的照顾。最终，在亲人的陪伴下，爱丽丝有尊严地走完了一生。爱丽丝的扮演者朱丽安·摩尔也因其"教科书式的表演"荣获了第87届奥斯卡最佳女主角。透过朱丽安炉火纯青的演技，观众深切地感受到阿尔茨海默病给患者及其家属、朋友带来的巨大身心痛苦。

在国内，由张艺谋导演，陈道明、巩俐、张慧雯等主演，改编自严歌苓小说《陆犯焉识》的电影《归来》在2014年上映，并大获成功，同时也引起了人们对阿尔茨海默病的关注。影片中，主人公陆焉识表现出阿尔茨海默病的典型症状——近事遗忘：买油条，付完钱忘记拿油条；买完菜回家，看见有客人在，拿了篮子又准备去买；想泡茶，掀起杯盖后想不起要做什么，盖子也不知道盖回去。凡此种种，都说明他的记忆力下降得很厉害，已难以处理熟悉的事务，这些都是阿尔茨海默病的典型症状。

三、关于阿尔茨海默病的书——《优雅地老去》

在一些人用光影的方式介绍阿尔茨海默病的同时，一些人也在用科学的文字揭示着大脑的奥秘，引起人们的关注。

亘古以来，上至帝王将相，下至黎民百姓，都在追求永生，然而许多尝试均告失败，最终还是回归到一个朴素的问题——如何优雅地老去？历经一生沧桑变化，到垂暮之时，是安享天年，还是目光呆滞，记忆丧失，成为家属的负担？阅读大卫·斯诺登博士撰写的《优雅地老去》，就像打开了一颗时光胶囊，让我们看见未来。

为了探索阿尔茨海默病，斯诺登博士开展了一项对678位修女的研究。之所以选择修女作为研究的对象，是因为在清规戒律下，她们有极为相似的人生经历和近乎一致的饮食习惯。更为难得的是，每个修女的人生轨迹都有着翔实的记录，因而更容易理清导致阿尔茨海默病的原因。科学家们每年对修女们进行一次脑力测试和健康检查，并且说服修女们死后捐出大脑以供研究。其中一名研究对象——史瑞塔修女的话代表了她们的心声："身为修女，我们做了不生小孩的困难决定。但是通过捐赠大脑，我们可以帮助科学家们解开阿尔茨海默病的谜团，从而以另一种方式给予未来的世代生命。"

终于，经过一系列研究，科学家们有了惊人的发现：坚持规律的运动、保持乐观、接受高等教育、从事脑力劳动有助于保持大脑健康，而服用适量叶酸、防止脑卒中以避免头部外伤更能有效预防阿尔茨海默病。

征服阿尔茨海默病的旅途犹如星际迷航，人类已经在这条路上探索了110余年。

第二章　阿尔茨海默病的由来

　　1901年11月26日，德国精神科医生Alois Alzheimer（阿勒斯·阿尔茨海默医生）接诊了一位奇特的患者——Auguste D（奥葛斯特·蒂）。8个月前，Auguste的记忆力越来越差，做饭的时候时常打碎碗碟，慢慢地她开始不做家务。同时，她变得越来越暴躁，经常在屋里来回走动，还常常走失，恐惧熟人，甚至对自己的丈夫也产生了严重的嫉妒妄想，偶尔还担心有人要杀她以致大喊大叫。Alzheimer医生接诊她时发现，Auguste存在进展性记忆力下降、理解力下降、不当的行为、不相称的心理、定向力障碍及进展性失语等症状。Alzheimer从未见过类似的病例，所以对此非常感兴趣。他对Auguste详细地进行问诊，并将每个问题和回答都记录下来。

　　随着时间的推移，Auguste的症状越来越严重。1906年初，她患了肺炎，在离她56岁生日还有5周的时候去世了，死于褥疮引起的败血症。Auguste死后，她的丈夫立刻将其大脑捐赠给Alzheimer。Alzheimer通过检测Auguste的大脑，发现了目前诊断阿尔茨海默病的标志性依据——神经元缺失、淀粉样斑块沉积和神经元纤维缠结，这是一种完全未知的疾病。

　　1906年11月3日，在德国西南精神病学家第37届会议上，Alzheimer报告了关于Auguste病例的研究结果，从而引起了人们对这种独特疾病的关注，为了纪念Alzheimer早期所做出的杰出贡献，人们把这种疾病命名为阿尔茨海默病（Alzheimer's disease，AD）。

知识链接：Alois Alzheimer的成长故事

　　Alios Alzheimer（1864—1915）1864年6月14日出生于德国，他自小对自然科学极为感兴趣。1883年高中毕业后，他进入当时医学和生物科学的中心——柏林大学学习医学。在柏林，Alzheimer开始接触大脑的病理学。当时人们试图借大脑的病理学尤其是脑内的病灶探究解剖学，进而解释精神异常。在柏林学习一学期后，他参加了在维尔茨堡弗兰康阶市的兄长Karl的研究，随后前往维尔茨堡大学继续学习医学。在维尔茨堡大学学习期间，他遇到了著名的组织学家及微观解剖的先驱Rudolf Albert von Kölliker，在Kölliker的引领下，Alzheimer开始接触微观解剖学。在Kölliker实验室学到的扎实的组织学基础，以及在柏林学习的有关精神异常的全新概念，对Alzheimer后期的研究起着重要的作用。

1887年，Alzheimer开始进行有关耳朵耵聍腺微观解剖的研究，并将该研究方向作为他的博士论文选题。研究之余，Alzheimer给一位有精神疾病的女患者做了5个月的私人医生，这份工作激发了他对精神病学的浓厚兴趣。1888年，他申请并进入了德国法兰克福市的一家地方性的精神疾病和癫痫的研究机构。当时，法兰克福市精神研究机构并非神经科学研究的中心，但却是一个具有创新活力的地方。与当时其他精神病学家不同，它的创始人Heinrich Hoffmann坚信器官源性的精神障碍理论，坚信精神病学是基于科学观察的一种大脑的病变，并尝试通过许多精神疾病患者死后的验尸结果发现这些疾病的解剖学原因。另外，Hoffmann尝试给予他的患者更多的人道主义关怀。1864年，他在法兰克福市建立了一个新的精神疾病机构。1888年末，Hoffmann退休后Emil Sioli接手他的工作。同Hoffmann一样，Sioli认为大脑是研究精神疾病的核心。为了传承法兰克福精神研究机构的传统，他着手招收致力于对精神疾病感兴趣的医学临床工作者及对研究大脑组织学有热情的科学家，于是，Alois Alzheimer进入了这一机构。后来又招收了著名的神经病理学家Franz Nissl作为医学助理。

从此，Alzheimer同Emil Sioli、Franz Nissl等开始了志同道合的精神疾病组织病理学的研究。他们使用崭新的方法治疗精神病，并通过详细的问诊了解患者的精神问题。Alzheimer对精神病患者临床症状的评估，结合使用Nissl法对神经元染色，促进了皮层组织病理学研究的发展。临床工作与微观研究的结合，对于将精神疾病症状同尸解结果联系至关重要。当时，组织病理学已成功应用于医学的其他领域，并建立了疾病症状和器官异常的关系。Alzheimer想要运用组织病理学来发现精神疾病的形态学基础，以及使用这一标准对疾病进行分类，他坚信，只有对精神疾病做出明确的定义后才有可能进行深入研究及有效地治疗。作为一位富有同情心的精神病理学家和聪明的科学家，Alzheimer在众多领域都有着杰出的贡献，如各种痴呆、大脑动脉硬化、进展性麻痹、慢性酒精中毒、癫痫、司法精神病学等，但是他最杰出的贡献还是对一个50多岁的女性患者的病例研究，揭开了阿尔茨海默病研究的序幕。

第三章　什么是阿尔茨海默病

一、什么是痴呆

痴呆是一种临床综合征，不是指某一种疾病，而是指器质性疾病引起的一组严重认知功能损害或衰退的临床综合征。如进行性记忆、思维、行为和人格障碍等，常常伴随精神和运动功能症状，损害达到影响患者职业、社会功能或日常生活能力的程度。

痴呆患者的记忆缺损是最早期、最常见、最突出的临床表现之一，也是贯穿整个疾病全过程的症状。患者记不住定好的约会或任务，记不清近期发生过的事件。但患者对此有自知之明，并力求掩饰与弥补，往往会采取一系列的辅助措施，如不厌其烦地书面记录或一反常态地托人提醒等，从而减少或避免了记忆缺陷对工作、社会与生活等的不良影响，也掩盖了记忆减退的症状表现。

痴呆的另一个早期症状是学习新知识、掌握新技能的能力下降，遇到不熟悉的事情时容易感到疲乏、沮丧，并容易被激怒。痴呆患者的抽象思维、概括能力、综合分析和判断能力进行性减退。记忆的全面受累及理解判断的缺损可能引起妄想，这种妄想为时短暂、变化多端、不成系统，其内容通常是对被盗、损失、疑病、被害或对配偶的嫉妒妄想。记忆和判断的受损会导致一定障碍，使患者丧失对时间、地点、人物甚至自身的辨认能力，故其常昼夜不分、不识归途或无目的地漫游。

情绪方面，早期患者的情绪不稳定，在疾病进展中逐渐变得淡漠及迟钝。有时失去控制能力，情感变得肤浅而多变，或焦虑不安，或忧郁消极，或无动于衷，或勃然大怒，或易哭易笑，不能自制。高级情感活动，如羞耻感、道德感、责任感和光荣感受累最早。

人格障碍有时会在疾病早期出现，患者变得缺乏活力，容易疲劳，对工作失去热情，对往常爱好的活动失去了兴趣，对人、对事都显得漫不经心，有时会开一些不合时宜的拙劣玩笑，对衣着及仪容也不如以前那样在意，变得不爱整洁，不修边幅。有时会表现出对年幼儿童的猥亵行为或暴露阴部等违反社会道德准则的行为。有的患者还会变得多疑、固执或斤斤计较。

智能全面衰退至后期出现严重痴呆时，患者日常生活不能自理，饮食起居需人照顾，大小便失禁，失去语言对答能力，有的患者连自己的配偶、子女也不认得，对时间和地点的定向力更是几乎完全丧失，经常出现出门走失的情况。最后患者死于感染、内脏疾病或全身器官衰竭等。

知识链接：

痴呆在我国传统医学中属于神志疾患。《景岳全书·杂证谟》提到："痴呆证，凡平素无痰，而或以郁结，或以不遂，或以思虑，或以疑惑，或以惊恐，而渐至痴呆。言辞颠倒，举动不经，或多汗，或多愁，其证则千奇万怪，无所不至；脉必或弦或数、或大或小，变易不常，此其逆气在心或肝胆二经，气有不清而然。但察其形体强壮，饮食不减，别无虚脱等症，则悉宜服蛮煎治之，最稳最妙。然此证有可愈者，有不可愈者，亦在乎胃气、元气之强弱，待时而复，非可急也。凡此诸证，若以大惊猝恐，一时偶伤心胆，而致失神昏乱者，此当以速扶正气为主，宜七福饮或大补元煎主之。"故我国传统医学又将痴呆列入癫病。

二、痴呆有哪些类型

有许多疾病可导致痴呆。通常依据一定共性对痴呆进行分类，如进展速度、脑部损害部位等。不同的分类有交叉，因此同一疾病可以分为多种类型，如阿尔茨海默病既属于原发性痴呆或神经变性痴呆，也属于进行性痴呆或皮质型痴呆。

（一）按照病因分类

按照病因，可分为：原发神经系统疾病导致的痴呆、神经系统以外疾病导致的痴呆和同时累及神经系统及其他脏器的疾病导致的痴呆。

原发神经系统疾病导致的痴呆包括神经变性痴呆（如阿尔茨海默病等），血管性痴呆，感染性痴呆（如克雅病等），正常颅压脑积水、脑肿瘤、外伤、脱髓鞘病等导致的痴呆。

神经系统以外疾病导致的痴呆，包括系统性疾病导致的痴呆（如甲状腺功能低下、维生素缺乏等）和中毒性痴呆（如酒精中毒、药物慢性中毒等）。

同时累及神经系统及其他脏器的疾病导致的痴呆，包括艾滋病、梅毒、肝豆状核变性等导致的痴呆。

（二）按照病变部位分类

按照病变部位的不同，可分为皮质性痴呆、皮质下痴呆、皮质和皮质下混合性痴呆和其他痴呆。

皮质性痴呆包括阿尔茨海默病和额颞叶变性（额颞叶痴呆、语义性痴呆、原发性进行性失语等）。

皮质下痴呆类型较多，如锥体外系病变、脑积水、脑白质病变等导致的痴呆，以及血管性痴呆等。

皮质和皮质下混合性痴呆包括多发梗死性痴呆、感染性痴呆、中毒和代谢性脑病导致的痴呆。

其他痴呆包括脑外伤所致的硬膜下血肿痴呆等。

（三）按照治疗的效果分类

按照各种疾病对治疗的反应不同，可分为不可治性（或不可逆性）痴呆和可治性（或可逆性）痴呆。绝大部分的神经变性性痴呆及大部分的血管性痴呆为不可逆性痴呆。可逆性痴呆包括正常颅压脑积水、甲状腺功能低下、维生素缺乏等因素导致的痴呆，多可经积极治疗而得以改善，有些甚至可以完全康复。由炎症、感染、肿瘤、外伤、中毒、代谢异常等因素导致的痴呆也多可经有效治疗而得以稳定或部分改善。

（四）按照发病的年龄分类

国际上习惯按照发病年龄是否超过65岁，将痴呆分为老年前期痴呆（presenile dementia）和老年期痴呆（senile dementia）。这种分类方法的依据是人为的，并不反应疾病本身的规律或特征，多适用于流行病学研究以了解疾病的社会和经济负担及影响。我国有学者建议根据国情将老年前期痴呆和老年期痴呆的年龄分界定为

60岁。

（五）按照病情的轻重分类

临床上，依据痴呆患者的神经心理学测查结果和患者日常生活能力损害的程度，可将患者分为轻度、中度或重度痴呆。这种分类方法主要用于帮助对疾病的诊断、病程和预后评估、治疗试验及患者的生活照料者的决策。

（六）按照疾病的病程分类

随着诊断技术的进步，已能对一些痴呆疾病进行早期、甚至无症状期的诊断，因此可按照疾病的病程分为临床前期（无症状期）、临床无痴呆期和临床痴呆期。这种分类方法主要用于疾病早期诊断和干预的临床研究。

（七）按照疾病的遗传性分类

按照痴呆疾病是否为单基因遗传，可分为遗传性痴呆和散发性痴呆。遗传性痴呆包括遗传性阿尔茨海默病、遗传性帕金森病伴痴呆、遗传性额颞叶痴呆、伴皮质下梗死和白质脑病的常染色体显性遗传性脑动脉病、亨廷顿病、苍白球黑质色素变性、肝豆状核变性、线粒体脑病、遗传性共济失调、脑白质营养不良及遗传性朊蛋白病等所致的痴呆。散发性痴呆者也可有遗传易感性（如APOE4基因是阿尔茨海默病的危险因素）。

三、什么是阿尔茨海默病

阿尔茨海默病是导致痴呆最常见的疾病，多缓慢发病，逐渐进展，大约60%的痴呆是由阿尔茨海默病导致的，目前的病因尚不明确。阿尔茨海默病患者脑内主要的改变是脑内某些特定的区域，尤其是颞叶、海马的脑细胞逐渐丢失，造成脑萎缩。同时在脑细胞内形成神经炎性斑块和神经原纤维缠结。主要表现为记忆力下降，首先是近事记忆减退，常将日常所做的事和常用的物品遗忘。随着病情的发展，可以出现远期记忆减退，即将发生已久的事情和认识已久人物遗忘，影响日常生活、工作能力，在疾病过程中还会出现思维能力、判断力和语言能力的下降、情绪的改变、人格的障碍及精神行为的症状，最终患者因痴呆所导致的各种并发症而死亡。

四、为何阿尔茨海默病又称"老年痴呆症"

由于阿尔茨海默病常起病于老年（60岁及以上）或老年前期，而且年龄越大，患病的概率越高，以上述痴呆的各种症状为主要表现，是老年期痴呆中最为常见的类型，所以通俗地称其为"老年痴呆症"或"老年性痴呆"。

由于引起痴呆的疾病包括多种，阿尔茨海默病只是其中最常见的一种，且"老年痴呆症"这个名称或多或少带有歧视性，因此社会各界广泛呼吁使用更专业的"阿尔茨海默病"或者使用患者和家属更易接受的名称，如"失智症"等，目前"老年痴呆症"这个名称已经越来越少使用。

知识链接：神奇的大脑

在我们颅骨中有这么一个神奇的器官，其组织稠密潮湿、错综复杂，这就是我们的大脑。在这里，生命中所有的经历都被处理成各种信息，储存于其中，并在需要时随时被检索找回。这就是多年来神经科学家所称的"情景记忆"。大脑是人体最重要、最复杂、最精密的器官。国外有科学家曾说："我们上知天文，下知地理，却唯独对我们两只耳朵中间这个仅有3磅重的东西，一直搞不清楚。"

大脑是中枢神经系统最高级的部分，包括端脑、间脑、脑干和小脑等。端脑包括左右大脑半球，间脑由丘脑与下丘脑构成。

人的大脑拥有140亿个神经细胞，质量为1.4 kg左右，占人体质量的2%～3%，而血液供应量却占全身血量的15%～20%。有科学家提出，目前人类仅使用了不到大脑10%的神经元，如果有人可以使用超过15%的神经元，那他可轻松学会几十门外语。但也有科学家认为人类对自己大脑的使用率是100%，脑中并没有闲置的细胞。有兴趣的读者可以观看好莱坞电影《超体》，这部电影展示了人类大脑的神奇功能。

知识链接："记忆的管理员"——海马体

随着研究的深入，科学家对大脑的归档系统慢慢有了更清晰、更完整的认识。

一个关键因素就是大脑中的海马体，它是大脑皮层中一个环形结构的内褶区，长仅几厘米却与大脑其他部分紧密相连。海马体受损的人常常伴有严重的记忆问题，因此自20世纪50年代以来，科学家们就将记忆研究的焦点投到海马体上。匈牙利神经学家乔治·布扎克在其2006年出版的《大脑的节奏》一书中指出："如果将大脑皮层想象为一个巨型图书馆，那么海马体就是其中的图书管理员。"正如胡乱堆放在长长书架上的一些书，白天在海边沙滩游玩的记忆细节会杂乱地散落在大脑皮层，海马体的作用就是将这些游玩细节关联起来，索引归档，以便游玩的记忆细节能像编好索引的书一样，在需要时随时找到。科学家指出，将信息储存于大脑后，在需要时迅速将其检索出来，关键在于海马体。包裹海马体外层的大脑皮层也非常重要，它的体积比海马体大许多，能够执行从感知世界到运动四肢等海量工作任务。海马体萎缩是阿尔茨海默病的主要特征之一。

[参考文献]

［1］贾建平，2016. 中国痴呆与认知障碍诊治指南［M］. 北京：人民卫生出版社.

［2］普瓦里耶，戈捷，2014. 阿尔茨海默病全指南［M］. 高翔，奚小冰，黄纲，译. 北京：世界图书出版公司.

［3］斯诺登，2014. 优雅地老去［M］. 李淑珺，译. 北京：世界图书出版公司.

第四章 阿尔茨海默病的现状

阿尔茨海默病是当今和未来人类所面临的最大的全球公共健康问题和社会卫生保健挑战之一。阿尔茨海默病究竟是常见病还是罕见病？我们患上阿尔茨海默病的概率有多大？患上阿尔茨海默病会给家庭带来多大经济负担？这些都是我们关注的问题。

据科学家预计，2030年全球的阿尔茨海默病患者将达到7 470万人，2050年将突破1.315亿人。在2015年，990万例新发患者被诊断——几乎每3秒钟就有1例罹患阿尔茨海默病痴呆，而大部分新增病例出现在中低收入国家，全球58%的阿尔茨海默病患者居住在中低收入国家。我国60岁及以上的人群，阿尔茨海默病的发病率约为6.61%，其中60～64岁、65～69岁、70～74岁、75～79岁、80～84岁、85～89岁及90岁以上的人群的发病率分别是1.5%、2.4%、4.0%、7.0%、12.1%、20.3%和40.5%。

流行病学资料表明：我国南方地区65岁以上人群中，阿尔茨海默病发病率为3.9%，北方地区为6.9%。其中，据北京市第四次人口普查数据，北京地区阿尔茨海默病发病率为7%～8%。我国60～69岁人群的阿尔茨海默病发病率为2%～3%，70～79岁人群的发病率为3.97%，80岁以上人群的发病率为20%～32%。目前，我国阿尔茨海默病患者已经超过1 000万。

一、为什么说阿尔茨海默病是人类健康"第四大杀手"

《世界阿尔茨海默病2015年报告》指出，每年大约有50万人因患阿尔茨海默病而死去，平均3个老年人中有1个患有阿尔茨海默病或其他类型痴呆。阿尔茨海默病被称为人类"第四大杀手"，其致死率仅次于心脏病、癌症、脑卒中，是导致老年人残疾和不能独立生活的主要原因之一，它不仅降低患者的生活质量，也给患者家庭、社会带来沉重的负担。阿尔茨海默病协会科学计划和推广主任Keith Fargo博士表示："从这个新报告中可以清楚地看到，全球患有阿尔茨海默病的人数在不断增长，尤其是在中低收入国家，全球阿尔茨海默病新发病例的数量也在不断增加，而且世界各地用以治疗阿尔茨海默病患者的费用也越来越高。"

二、为什么阿尔茨海默病患者越来越多

阿尔茨海默病是人走向暮年道路上的幽灵，每个人都有可能遭遇阿尔茨海默病的袭击。科学家们认为，遗传、头部受伤、高血压、糖尿病等都是导致阿尔茨海默病发生的因素，其中最主要的因素是年龄的增长。相关研究表明，阿尔茨海默病在整个人群中的发病率为2%～4%；年龄每增长5～10岁，发病率即增长1倍；在65岁以上的人群中，发病率为5%；超过85岁，发病率增加到25%；在95岁以上的人群中，发病率高达60%。

目前，我国60岁及以上人口有2.67亿，约占全国总人口的18.4%；2030年可能达到4亿，约占全国总人口的26%。老龄化的高峰也将于2030年到来，并持续20余年，届时，每4个人中就会有1个老年人。根据世界银行的官方统计，1960年，中国人均预期寿命仅为43.46岁。历经半个世纪，随着抗生素、疫苗等的普遍使用，到2010年，中国人均预期寿命已增长至73.5岁。但随着中国逐渐进入老龄化社会，阿尔茨海默病的发病率也随之增加。目前，仅在中国就有超1 000万阿尔茨海默病患者，为世界上最大的阿尔茨海默病人群。在未来的中国，阿尔茨海默病更将是一个严重的问题，应当引起全社会的重视。

此外，另一个导致阿尔茨海默病患者激增的原因是医学技术的发展，尤其是解剖学、免疫学、生物化学和医学影像学技术的发展，加上经济水平的提高，人们对健康问题的重视，使阿尔茨海默病可以与其他疾病区分开来，并被诊断。

三、阿尔茨海默病带来的经济负担有多大

《世界阿尔茨海默病2015年报告》给我们提供了一些令人震惊的数据，美国每年与阿尔茨海默病相关的直接和间接费用超过8 180亿美元，预计到2030年会高达2万亿美元，成为这个国家卫生健康系统最大的负担之一。可是，在中低收入国

家，约94%的阿尔茨海默病患者在家中接受照护，照护患者的时间成本是更大的问题。据统计，照护一个有记忆功能障碍的患者所花的时间比照护其他神经系统疾病患者所花的时间高出7倍。Keith Fargo博士再次说道："这样一来，阿尔茨海默病和其他类型的痴呆将成为美国乃至世界各地家庭和经济的一个不断扩大的危机。在美国，联邦政府必须采取更有效的行动来应对阿尔茨海默病带来的个人和社会挑战。例如，我们应当增加联邦政府在阿尔茨海默病研究方面的资金投入，这是唯一能够阻止该疾病流行的途径。阿尔茨海默病协会呼吁美国国会通过增加研究基金继续致力于对抗阿尔茨海默病。"

我国著名的神经病学专家贾建平教授在2016年阿尔茨海默病协会国际会议上就中国阿尔茨海默病患者经济负担问题做了重要发言。贾建平教授在报告中指出："中国阿尔茨海默病患者的人均年花费高达13.2万元，且随着患者年龄的增加，相关费用也明显增加，60～70岁年龄段患者人均年花费约为11万元，而90岁及以上年龄段患者则高达21万余元。按照我国阿尔茨海默病发病率逐年增加的趋势做预测可以发现，到2050年，我国阿尔茨海默病所导致的经济负担将高达49 230亿元。"

知识链接：美国阿尔茨海默病患者一年吃掉一个苹果公司

美国每年与阿尔茨海默病相关的直接和间接费用超过8 180亿美元，这是一个天文数字。如果把阿尔茨海默病患者当成一个国家，其一年的治疗费用相当于印度尼西亚、土耳其、荷兰等国家一年的国内生产总值（gross domestic product，GDP），相当于世界上第18大经济体，更是远远超过苹果公司的市值（7 420亿美元）、谷歌公司的市值（3 680亿美元）。

四、我国的阿尔茨海默病防治现状

我国目前具有世界上最大的阿尔茨海默病人群，但与高发病率形成鲜明对比的是，我国患者的诊断率非常低。据统计，患者即使去医院就诊，近半数（46%）的阿尔茨海默病患者不在神经科或精神科就诊，也极少人（15%）接受神经心理检查，因此造成诊断率低（26.9%）。这种情况一方面反映出我国患者对阿尔茨海默病的认识度不够，另一方面也反映出医生对阿尔茨海默病的重视程度不足。

　　照护者陪同阿尔茨海默病患者就诊的比例与阿尔茨海默病知晓度及疾病的严重程度相关。轻、中、重度阿尔茨海默病患者的陪同就诊比例分别为14.4%、25.6%和33.6%。这些照护者报告就诊时的诊断显示阿尔茨海默病漏诊率为73.1%，服药治疗者仅为21.3%，服用乙酰胆碱酯酶抑制剂治疗的比例仅为2%。与其他疾病一样，阿尔茨海默病也必须进行早期治疗与干预。因此，唤起全社会对这一疾病的重视，给予早期诊断、早期治疗，是不容忽视的任务。

　　在我国，老年人的生活和健康问题一直受到政府和医疗卫生机构的重视。无论是民政部门创办的养老院、福利院，还是医疗卫生机构中的老年科和老年精神科，近年都有了相当快的发展。许多地方的社区还开展"托老"服务或"居家养老"服务。国家和地方科学技术委员会、原卫生部在"十三五"等计划中，都专门立题立项对阿尔茨海默病的基础和临床进行研究。但总体而言，社会大众对阿尔茨海默病及其防治知识的知晓率还很低，阿尔茨海默病患者的治疗率也很低，专业队伍和防治设施还跟不上需求的发展。可见，阿尔茨海默病的防治仍然任重道远。

知识链接：黄手环行动

　　"黄手环"是2012年9月中央电视台新闻公益行动"我的父亲母亲"发起的一项防止患有阿尔茨海默病的老人走失的爱心行动。为患病老人佩戴黄手环，并在其上附上老人的姓名、家庭地址、亲人联系方式等，"黄手环"作为患者的特别标识，容易引起路人关注，便于他人发现患者后报警或者将其送回，最终能帮助患者早日回家。在患者确诊的那一天起，医院与亲属就应该为其戴上这样的黄手环。

[参考文献]

［1］PRINCE M, WIMO A, GUERCHET M, et al, 2015. World Alzheimer report 2015：the global impact of dementia［R］.

［2］PRINCE M, COMAS-HERRERA A, KNAPP M, et al, 2016. World Alzheimer report 2016：Improving healthcare for people living with dementia［R］.

［3］国际老年痴呆协会中国委员会，2014．老年期痴呆防治百问百答［M］．北京：中国人口出版社．

［4］洪震，2005．我国近年阿尔茨海默病流行病学研究现状与展望［J］．老年医学与保健，11（4）：195–198．

［5］许毅，胡健波，2012．老年痴呆早期防治与家庭护理［M］．北京：金盾出版社．

［6］张明园，2007．老年期痴呆防治指南［M］．北京：北京大学医学出版社．

第五章　阿尔茨海默病的危害

一、影响患者生活质量

阿尔茨海默病的临床表现主要为认知功能损害、精神行为异常及日常生活能力下降，具体表现详见第八章、第九章。认知功能损害包括记忆障碍、定向力障碍、计算能力障碍、理解和判断力障碍、语言功能障碍、失认和失用等。精神行为异常可大致分为思维情感障碍、性格及人格改变和行为异常等。当患者出现上述症状时，生活质量会明显下降，如患者记不住重要约会、出门易迷路走失、买菜算错账、易上当受骗、不愿意与人交流、易抑郁、易冲动等。

二、影响患者寿命

阿尔茨海默病患者患病后剩余的寿命多为7～10年，患者的死因不是疾病本身，而是由疾病引起的各种并发症和人身意外。

（一）跌伤

认知功能损害、精神行为异常及日常生活能力下降，加上后期因进食障碍等导致的营养不良，均是患者易发生跌倒等不安全行为的原因。加之老人骨质疏松，极易骨折，所以病房内、浴池、厕所地面要干燥，无积水，不要让老人做其难以承担的事情。患者上、下床及变换体位时动作宜缓，床边要设护栏；上、下楼梯，外出散步一定要有人陪伴和扶持。

（二）自伤

阿尔茨海默病患者心理脆弱，在丧失自理能力后，为了不给家属增加负担，很容易做出自伤、自杀行为。而有的患者则会受抑郁、幻觉或妄想的支配，下意识地做出自伤、自杀行为。护理人员及家属要进行全面照护，严密观察，随时发现患者的可疑动向，及时排除可能造成患者自伤、自杀的危险因素，保管好利器、药物等。

（三）用药意外

阿尔茨海默病患者多同时患有其他伴随疾病，需要服用多种药物，而患者又常忘记吃药、吃错药，或忘了已经服过药而过量服用。如果疏忽，则会发生用药意外，甚至中毒等。

（四）饮食意外

阿尔茨海默病患者晚期出现吞咽功能障碍，食物容易呛入气管，或出现梗阻，导致窒息或死亡。因此，要选择无刺、无骨、易于消化的食物，以半流质或软食为宜。患者进食时必须有人照护，应给以缓慢进食，不可催促，每次吞咽后要让患者反复做几次空咽运动，确保食物全部咽下，以防噎食及呛咳。

（五）感染

阿尔茨海默病患者肺炎的发病率很高，尤其是卧床不起的患者，在其身体各方面机能下降、营养不良、大小便失禁、生褥疮时，很容易并发肺炎。而肺炎的发生大大增加了患者死亡的风险，所以要尽可能避免上述情况的发生，一旦患者并发感染应及时送医治疗。

三、让患者失去尊严

阿尔茨海默病被称为"最剥夺尊严"的疾病之一，常因精神症状及生活不能自理等，给患者带来严重的羞耻感。

（一）因精神症状带来的羞耻

阿尔茨海默病会导致患者精神行为异常，周围人可能会以异样的眼光看待患者及家属，极大地剥夺了人的尊严。

痴呆的行为精神症状指阿尔茨海默病患者经常出现的紊乱的知觉、思维内容、心境及行为等，常见的表现有焦虑、抑郁、淡漠、激越、妄想、幻觉、睡眠障碍、冲动、攻击、行为怪异、性行为异常等（详见第五章第一节）。

精神行为异常是阿尔茨海默病患者最头疼的症状，不仅增加了患者入院治疗的次数，还给患者本人、家属、照护者带来巨大的身心负担。

（二）因生活不能自理带来的羞耻

正如电影《依然爱丽丝》中描述的场景那样，主人公爱丽丝与丈夫相约去跑步前想上洗手间，丈夫等候多时仍不见爱丽丝的身影，回来发现爱丽丝由于找不到家里洗手间的位置，尿湿了裤子，放声大哭。一位受人尊敬的大学教授，疾病使她尊严尽失。

四、给家庭带来沉重的经济负担

《世界阿尔茨海默病2015年报告》指出，美国每年与阿尔茨海默病相关的直接和间接费用超过8 180亿美元，成为这个国家的卫生健康系统最大的负担之一。有人粗略地算过一笔账，以阿尔茨海默病患者平均存活期来计算，一个阿尔茨海默病患者10年的花费不少于40万元，这还不算起居、饮食等日常的花费。

2015年12月至2016年4月，贾建平教授带领全国81家"参研中心"对阿尔茨海默病的诊断、治疗和护理等相关费用进行调查，共收集到3 046份调查表。该调查结果显示，我国阿尔茨海默病患者人均年花费高达13.2万元。而相关数据显示，2016年全国居民人均可支配收入仅有23 821元。由此可见，阿尔茨海默病的相关费用对于经济条件一般的家庭而言确实是沉重的负担。

五、给家庭成员带来严重的心理压力

一旦家里有了患阿尔茨海默病的老人，这个家庭就要承担更多的压力和责任。恐怕很多人都没有意识到，仅仅是人们常说的"老年痴呆"这个名字就会给患者和家庭带来额外的压力。而阿尔茨海默病导致的精神行为异常，也会让周围人以异样的眼光看待患者及其家属。

患上阿尔茨海默病，痛苦的不仅是患者本身，还有照护他们的家属。在众多照护阿尔茨海默病患者的家属中，80%以上的人有不同程度的情绪障碍，有的人甚至患上了抑郁症和焦虑症。不是照护的问题，而是那种看不到希望的感觉，让家属深感疲惫与绝望。

阿尔茨海默病的遗传风险虽然不算高，却也给不少家庭成员带来了一定的心理压力。电影《依然爱丽丝》中爱丽丝的三个子女在其建议下都接受了基因检测，以确定他们是否携带致病的基因，检测结果一个阴性，一个阳性，另一个甚至连看结果的勇气都没有，可见阿尔茨海默病给一个家庭带来的心理压力有多么沉重。

[参考文献]

[1] 贾建平，2010. 中国痴呆与认知障碍诊治指南［M］. 北京：人民卫生出版社.

[2] 贾建平，陈生弟，2013. 神经病学［M］. 7版. 北京：人民卫生出版社.

[3] 王维治，2013. 神经病学［M］. 2版. 北京：人民卫生出版社.

[4] 吴江，贾建平，2015. 神经病学［M］. 3版. 北京：人民卫生出版社.

第二部分

Alzheimer's
了解阿尔茨海默病
Disease

阿尔茨海默病是一种以进行性认知功能损害和行为异常为特征的神经退行性疾病，是最常见的痴呆类型。自100多年前Alzheimer教授发现该病以来，众多科学家致力于研究其可能的病因及相关危险因素，以便更深入了解及更好地预防该疾病。本部分将为大家讲述阿尔茨海默病的发病机制和危险因素。

第六章　阿尔茨海默病的发病机制

阿尔茨海默病的发病机制迄今尚不明确，可能为多因素参与，多种途径所致的慢性的、复杂的病理过程。目前相关学说主要有基因突变学说、β淀粉样蛋白（Aβ）级联学说、Tau蛋白学说、胆碱能损伤学说、氧化应激和自由基损伤学说、线粒体损伤学说、钙代谢平衡失调学说、雌激素缺乏学说等。

一、基因突变学说

阿尔茨海默病根据发病原因可分为家族性阿尔茨海默病（familial Alzheimer's disease，FAD）和散发性阿尔茨海默病（sporadic Alzheimer's disease，SAD），家族性阿尔茨海默病占10%以下，散发性阿尔茨海默病占90%以上。目前研究发现，与家族性阿尔茨海默病相关的基因突变主要有淀粉样蛋白前体（APP）基因，早老素1（PSEN1）基因和早老素2（PSEN2）基因，这些基因突变与阿尔茨海默病的发生密切相关。此外，位于19号染色体的载脂蛋白E（APOE）基因与散发性阿尔茨海默病关系密切，APOE ε4携带者是散发性阿尔茨海默病的高危人群。根据全基因组关联分析，目前有20多种基因与散发性阿尔茨海默病存在关联。由此可见，基因突变在阿尔茨海默病的发生发展过程中扮演着重要的角色。

二、β淀粉样蛋白级联学说

目前关于阿尔茨海默病发病机制最流行的学说是β淀粉样蛋白级联学说，该学说认为β淀粉样蛋白在脑内的沉积在阿尔茨海默病的发病过程中起着至关重要的起始及枢纽作用。在正常生理条件下，Aβ的生成与清除处于一个动态平衡的过程。但在病理情况下，Aβ生成增多或清除减少，导致平衡被打破，Aβ过度沉积在脑内，从而引起了一系列的病理过程，如氧化应激、神经原纤维缠结、线粒体功能障碍等。这些病理过程反过来又可以使Aβ增多，如此便形成了级联式的放大效应。

三、Tau蛋白学说

神经原纤维缠结是阿尔茨海默病的另一个主要病理改变，它是由神经原纤维异常聚集而形成的，其主要成分是高度磷酸化的Tau蛋白。正常情况下，Tau蛋白与微管蛋白相互作用从而起到稳定微管的作用。目前普遍认为，当Tau蛋白发生高度磷酸化时，其从微管中解离出来，失去对微管的稳定作用，使物质运输受损，神经纤维退化，从而引起阿尔茨海默病。形象而言，Tau蛋白就好比铁轨下重要的枕木，当其功能异常失去对铁轨的支撑作用时，整个物质运输系统就会陷入瘫痪。

四、胆碱能损伤学说

乙酰胆碱与人的记忆及认知密切相关，胆碱能损伤学说认为，阿尔茨海默病患者脑内的胆碱能神经元严重缺失，中枢胆碱能神经递质不足，从而导致记忆减退、定向力障碍、行为和个性改变等。阿尔茨海默病患者使用多奈哌齐等胆碱酯酶抑制剂药物后认知得到改善，这也印证了该学说。

五、氧化应激和自由基损伤学说

氧化应激指自由基相对抗氧化防御机制过剩的一种状态，表现为自由基产物增多或抗氧化能力减退。自由基具有化学活性强、连锁反应的特点，可以通过内源途径或外源途径产生。若自由基产生过多或体内清除能力减弱，就会对机体造成伤害。由于大脑富含脂质，且具有高耗氧率的特点，却又缺乏高效氧化防御机制，因此对氧化损伤较为敏感。目前证实，随着年龄的增加，大脑的氧化程度也随之加剧。自由基损伤脂质、蛋白、核酸和糖类，造成脂质过氧化、蛋白氧化、核酸氧化和糖化氧化，进而导致神经细胞老化、死亡。

六、线粒体损伤学说

大量研究发现，阿尔茨海默病患者脑内线粒体结构及功能发生异常。众所周知，机体能量供应主要来源于线粒体，当线粒体中与能量产生相关的酶或功能发生异常时，可导致体内、尤其是脑内能量供应不足，从而引起神经元损伤。此外，有研究表明，当线粒体的运输发生障碍时，能量无法从神经元的胞体运送到突触，从而导致突触可塑性发生异常，而突触可塑性与学习、记忆等密切相关。

七、钙代谢平衡失调学说

近年来，钙代谢平衡失调与脑老化和阿尔茨海默病的关系已引起广泛的关注。研究发现，钙营养缺乏或吸收障碍可导致阿尔茨海默病。细胞内钙减少会影响细胞的正常代谢，导致淀粉前体蛋白异常裂解和神经原纤维缠结形成。细胞内钙减少还会影响细胞的通透性、细胞间的相互作用，以致干扰细胞的生长发育。此时，细胞内钙减少可使血清脂质过氧化升高，自由基生成增加，使神经细胞发生变性，促进阿尔茨海默病的发生、发展。

八、雌激素缺乏学说

雌激素缺乏可能在阿尔茨海默病的发病中起到一定作用。雌激素可直接促进脑内损伤神经细胞的修复，并能通过促进星形胶质细胞发育进而支持神经元功能。另外，雌激素有促进乙酰胆碱、多巴胺、5-羟色胺等神经递质合成的作用。同时，雌激素还可通过改善脑部供血、直接营养神经、抑制APOE基因而促使淀粉样蛋白清除等途径发挥作用。

除上述机制外，诸如代谢紊乱（蛋白、脂质、糖代谢）、免疫失调、神经炎症等因素也在阿尔茨海默病的发病环节中发挥作用。

第七章　阿尔茨海默病的危险因素

任何疾病都有其危险因素，明确危险因素，针对性地降低危险因素，可以有效地降低疾病的发病率。所谓"危险因素"，是指疾病的发生与该因素有一定的因果关系，但是尚无可靠的证据能够证明该因素的致病效应，但是当消除该因素时，疾病的发生概率也随之下降。对于慢性病而言，危险因素的作用更明显，但大多具有非特异性、多变性和不确定性等特点，由于它们没有病原体和传染病之间那样明确的因果联系，因而称之为危险因素。简单来说，有危险因素不一定得病，没有危险因素也可能得病。然而，危险因素通常是可以改变和预防的，如你可以决定吸烟或者不吸烟，也可以决定饮酒或者不饮酒。

那么，阿尔茨海默病的危险因素有哪些呢？或许我们不知不觉中就已经处于阿尔茨海默病危险因素的包围之中。

阿尔茨海默病被认为是遗传与环境等因素相互作用而导致的复杂的神经退行性疾病。除了年龄、遗传背景和家族史等不可调控的危险因素外，还存在着一些可调控的危险因素。这些危险因素大致可分为心血管危险因素、生活方式相关危险因素、社会心理因素等。其中，心血管危险因素主要包括高血压病、高血脂、糖尿病、高同型半胱氨酸血症、肥胖、脑血管病变、心血管疾病等。生活方式相关危险因素主要包括大量摄入饱和脂肪酸、酒精摄入过量、吸烟、受教育程度低、社交缺乏、运动缺乏、智力锻炼缺乏等。社会心理因素主要有抑郁等。除此之外，还有脑部外伤、胃肠道菌群失调、人格特征等。

一、年龄是阿尔茨海默病最大的危险因素吗

阿尔茨海默病是与年龄相关的神经退行性疾病，年龄是阿尔茨海默病最大的危险因素，尤其是对于散发性阿尔茨海默病而言。研究表明，65岁以上的人群，年龄平均每增加5~10岁，阿尔茨海默病的发病率增加1倍。而年龄对携带阿尔茨海默病

危险基因的人的影响更大一些，如APOE ε4携带者。

二、阿尔茨海默病会遗传吗

阿尔茨海默病会遗传，但遗传概率不是100%。阿尔茨海默病可分为家族性阿尔茨海默病（FAD）和散发性阿尔茨海默病（SAD）。家族性阿尔茨海默病是常染色体显性遗传，也就是说如果父母患有家族性阿尔茨海默病，那么一定会将致病基因遗传给后代，携带致病基因的后代发病率几乎为100%，而没有携带致病基因的后代将不会患病。但如果父母患有散发性阿尔茨海默病，那么后代的发病率会增高，但不会直接遗传。

三、有家族史就一定会患阿尔茨海默病吗

阿尔茨海默病具有一定的遗传倾向，但并不是有家族史的就一定会患上阿尔茨海默病。家族性阿尔茨海默病是常染色体显性遗传，携带致病基因的个体发病率几乎为100%。如电影《依然爱丽丝》中，女主角爱丽丝就是因携带致病基因而患上了家族性阿尔茨海默病，她三个子女做了基因检查，其中一个携带了致病基因，那么其发生阿尔茨海默病的概率几乎为100%。而对散发性阿尔茨海默病而言，通过家系和孪生子研究遗传的作用发现，散发性阿尔茨海默病患者的一级家属患散发性阿尔茨海默病的危险性是一般人的2～4倍，患病风险虽然高于正常人，但在医学上并不属于遗传病。

总而言之，有阿尔茨海默病家族史只会增加患病可能性，并不代表一定会患上阿尔茨海默病。

四、基因突变者一定会得病吗

目前研究已证实，APP基因、PSEN1基因和PSEN2基因是家族性阿尔茨海默病的致病基因，有200多个基因突变位点被发现，其中APP基因突变占家族性阿尔茨海默病的15%～20%，PSEN1基因突变占家族性阿尔茨海默病的75%～80%，PSEN2基因突变占家族性阿尔茨海默病不足5%。当上述基因发生突变时，其发病率几乎

为100%。

五、携带易感基因会增加阿尔茨海默病发病风险吗

众多研究表明，APOE基因在晚发型阿尔茨海默病和散发性阿尔茨海默病的发病中起着重要的作用，携带APOE ε4基因会增加患阿尔茨海默病的可能。一项对高加索人种的大型研究表明，在85岁时，男性患阿尔茨海默病的风险为11%，女性患阿尔茨海默病的风险为14%。而携带APOE ε4纯合子（APOE 44）的男性，其发病风险上升至51%，女性的发病风险则为60%。同样地，携带APOE ε4杂合子（APOE 34）的男性携带者，其发病风险为23%，女性的发病风险为30%。由此可见，携带APOE ε4纯合子会使阿尔茨海默病的发病风险增加3～4倍，而携带APOE ε4杂合子也会增加其发病风险。

六、与阿尔茨海默病发病相关的基因有哪些

FAD主要由APP基因、PSEN1基因及PSEN2基因突变引起。SAD可能是由多基因及多因素的遗传模式造成的，目前研究发现最常见的是位于19号染色体上的APOE ε4基因，但这一遗传因素仅能解释部分SAD。全基因组研究表明，除了APOE基因外，TREM2、CLU、PICALM、CR1、BIN1、MS4A6A、MS4A4E、CD33、ABCA7、CD2AP、EPHA1、HLA-DRB5、HLA-DRB1、SORL1、PTK2B、SLC24A4、ZCWPW1、CELF1、FERMT2、CASS4、INPP5D、MEF2C、NME8等都是阿尔茨海默病的危险基因，与阿尔茨海默病的发病有着不同程度的关联。

七、高血压会增加阿尔茨海默病的发病概率吗

高血压是现代人最常见的慢性病之一，是心血管疾病的重要危险因素，同时与阿尔茨海默病的发生有着千丝万缕的联系。目前研究认为，高血压对认知功能的损害与年龄有关。中年期（40～60岁）高血压（无论是收缩压升高还是舒张压升高）会增加阿尔茨海默病的发病风险。而老年期（60岁以上）的血压与阿尔茨海默病之间的关系尚存争议。部分研究认为，随着年龄增加，血管硬化、体重减轻、脑血流

自我调节异常等导致脑内低灌注，此时相对高的血压反而能维持脑内灌注，从而降低阿尔茨海默病的发病风险。但亦有研究认为，老年期的高血压会增加阿尔茨海默病的发病风险，对此问题的研究尚无定论。然而，血压控制不良可导致心脏、肾脏、脑等多器官损害，故在日常生活中仍要注意高血压的预防和规范治疗。

知识链接：高血压定义和分类

高血压定义为收缩压≥140 mmHg和（或）舒张压≥90 mmHg，根据血压升高水平可分为1～3级，见表7-1。

表7-1　血压的定义和分类

类别	收缩压/mmHg	舒张压/mmHg
正常血压	<120	<80
正常高值	120～139	80～89
高血压		
1级（轻度）	140～159	90～99
2级（中度）	160～179	100～109
3级（重度）	≥180	≥110
单纯收缩期高血压	≥140	<90

注：当收缩压和舒张压分属于不同分级时，以较高的级别作为标准。

八、高胆固醇血症会增加阿尔茨海默病的发病风险吗

中国人常说，病从口入。一个人的饮食习惯很大程度上影响着人的健康水平，现代人的饮食习惯常导致高胆固醇血症，如暴饮暴食、过多摄食肉类、动物内脏等。研究显示，中年期的高胆固醇血症可导致阿尔茨海默病发病风险增加，对于携带APOE ε4等位基因的人来说，风险性更大。可能是由于血脂过高引起血管动脉粥样硬化，影响脑血流，从而影响脑代谢。也可能是由于血脂过高影响了神经细胞的淀粉样前体蛋白代谢，加速了β淀粉样蛋白的产生和沉积。而老年期的高胆固醇血

症与阿尔茨海默病之间的关系尚未明确。而无论如何，无肉不欢的我们确实需要管住自己的嘴巴了。

九、糖尿病对阿尔茨海默病发病风险有影响吗

糖尿病是目前老年人最常见的慢性病之一。近年来研究显示，2型糖尿病患者发生阿尔茨海默病的风险是正常人的1.5～2倍，发生血管性痴呆的风险是正常人的3倍。但其中的发病机制还不清楚，有研究显示可能与糖的不正常代谢有关，血糖升高可引起动脉硬化和血管病变，导致脑血流不足。胰岛素对于记忆非常重要，而糖尿病患者的胰岛素功能紊乱也导致记忆的损害。此外，糖尿病还可能影响β淀粉样蛋白及神经元Tau蛋白的磷酸化。因此，控制血糖，预防糖尿病，不仅有利于健康，也是一种行之有效的预防阿尔茨海默病的方法。

十、高同型半胱氨酸会增加阿尔茨海默病的发病概率吗

高同型半胱氨酸血症的出现与年龄、基因、生活方式、性别等有关。而普通人群中，最常见的原因是叶酸、维生素B_{12}和维生素B_6的缺乏。同型半胱氨酸（Hcy）可导致血管内皮损伤、促进脂质沉积和炎症过程，还可通过氧化应激的作用增强Aβ的毒性作用，以及增加Tau蛋白的过度磷酸化使海马神经元受损。

Seshadri等对Framingham研究中心1 092例平均年龄为76岁的非痴呆老年人进行8年随访研究并监测他们的血浆同型半胱氨酸、叶酸及维生素B_{12}浓度变化及其他理化指标，最终有111例出现痴呆症状，其中83例为阿尔茨海默病，28例为血管性痴呆。经过多因素回归分析并调整年龄、性别、APOE基因型及除同型半胱氨酸以外的血管独立危险因素后得出结论：血浆中同型半胱氨酸增高是患阿尔茨海默病的强烈、独立危险因素。血浆同型半胱氨酸每增高5μmol/L，患阿尔茨海默病的风险增加40%。若血浆同型半胱氨酸大于14μmol/L，阿尔茨海默病发生的危险增加1倍，这一研究结果显示，血浆同型半胱氨酸水平升高是阿尔茨海默病的独立危险因素。

知识链接：为什么会出现高同型半胱氨酸

血浆同型半胱氨酸水平随年龄增长而升高，男性同型半胱氨酸水平明显高于女性，45岁以上者升高尤为明显，女性绝经前的同型半胱氨酸浓度通常比同龄男性低20%，绝经后则升至同龄男性的水平。高同型半胱氨酸血症的病因是多因素的，与其合成和代谢途径及其相关的酶系统缺陷和/或营养缺乏有关。遗传因素、生理因素（包括高龄、男性、更年期、肾小球滤过率降低、肌肉运动增加等）、生活方式（包括叶酸、维生素B_{12}和维生素B_6等摄入减少、吸烟、饮咖啡、长期饮酒、缺少体育锻炼、饮食中蛋氨酸含量过高等）、疾病状态（包括叶酸、维生素B_{12}和维生素B_6等缺乏、肾功能不全、甲状腺功能减退、银屑病、恶性肿瘤等）和药物（包括避孕药、降脂药、抗惊厥药、抗风湿药、利尿药、左旋多巴、左旋多巴超负荷、茶碱等）等均可引起体内同型半胱氨酸水平升高，而较常见的是体内的叶酸、维生素B_{12}、维生素B_6等缺乏引起。

十一、肥胖与阿尔茨海默病有联系吗

人们常说肥胖，然而，何为肥胖，肥胖的标准是什么？目前国际上常用身体质量指数（body mass index，BMI）来衡量人体胖瘦程度及是否健康。身体质量指数等于体重（kg）除以身高（m）的平方。亚洲人和欧美人属于不同人种，世界卫生组织（world health drganization，WHO）的标准不是非常适合中国人的情况，为此国家卫生和计划生育委员会于2013年4月18日颁布了《中华人民共和国卫生行业标准——成人体重判定》（标准号WS/T428—2013）（见表7-2），并于2013年10月1日正式实施。

表7-2　成人体重分类

体重分类	BMI/kg · m^{-2}
肥胖	≥28.0
超重	24.0 ~ 28.0
体重正常	18.5 ~ 24.0
体重过低	<18.5

但应该注意的是，有些BMI高的人不是脂肪多，而是肌肉或者其他组织多。由此可见，体重并不是衡量肥胖的唯一标准。

近来研究发现，中年期肥胖除了会引起脑卒中、心血管疾病及糖尿病等外，还是阿尔茨海默病的独立危险因素。Whitmer等对10 136名参与者进行为期约36年的研究发现，中年期肥胖（BMI≥30 kg·m^{-2}）的人比正常BMI（18.5～24.9 kg·m^{-2}）的人患阿尔茨海默病的风险高3倍，而超重（BMI为25～30 kg·m^{-2}）的人比正常BMI的人患阿尔茨海默病风险高2倍。老年期的BMI与阿尔茨海默病的发病风险尚未明确，部分研究认为老年期的BMI与阿尔茨海默病的发病风险呈负相关。而阿尔茨海默病本身可以在疾病进展前10年引起体重下降，这或许预示着老年期BMI降低可能是阿尔茨海默病的前期症状。所以，保持适当的体重，对于保持健康、预防阿尔茨海默病都有重要作用。

十二、脑血管疾病与阿尔茨海默病有关联吗

脑血管疾病（cerebrovascular disease，CVD）是指各种原因导致的脑血管性疾病的总称，是危害中老年人身体健康和生命的主要疾病之一，其中常见的有脑出血、脑梗死、脑白质病变、脑血管炎等。脑卒中是脑血管疾病的主要临床类型，也是目前导致人类死亡的第二位原因。脑血管疾病除了具有高发病率、高死亡率及高致残率等特点外，还会增加阿尔茨海默病的发病风险，具体的发病机制尚未明确，可能是病灶部位恰恰是在与认知相关的脑区，比如海马、丘脑、丘脑-皮质投射等，也可能是影响了脑内血流灌注。

十三、脑外伤对阿尔茨海默病发病有影响吗

多项研究表明，脑外伤可以增加阿尔茨海默病的发病风险，而20%的家族性阿尔茨海默病患者和43.5%的散发性阿尔茨海默病患者具有脑外伤的病史。在电影《归来》中，由巩俐饰演的冯婉瑜在脑外伤之后，患上了阿尔茨海默病，表明脑外伤是阿尔茨海默病的一个危险因素。此外有研究发现，脑外伤对男性的影响远大于对女性的影响，这可能是因为雌激素对脑神经有再生作用。

十四、心血管疾病与阿尔茨海默病有关系吗

随着年龄增长及心血管疾病的发生，老年人心脏功能逐渐下降，而心衰可增加阿尔茨默病的发病风险。注意适当锻炼，保持良好的心功能，同样是预防阿尔茨海默病的好办法。有美国学者近日发现，房颤与所有类型的痴呆均独立相关，还可以根据房颤预测死亡危险较高的痴呆患者。

十五、吸烟对阿尔茨海默病有影响吗

吸烟与阿尔茨海默病发病风险的关系目前尚无定论。多数研究认为，中年期吸烟会增加阿尔茨海默病的发病风险，而对于前期吸烟然后戒烟的人而言，阿尔茨海默病的发病风险会轻微下降。然而也有研究得出相反结果，认为香烟中的尼古丁可改善认知能力，这可能与尼古丁能增加烟碱型乙酰胆碱受体有关。鉴于吸烟对各器官，如肺、心等的负面作用，吸烟仍是弊大于利。

十六、饮酒与阿尔茨海默病有关联吗

饮酒与阿尔茨海默病之间的关系目前尚未明确，不同研究结果不一致，其可能与饮酒量、饮酒频率及酒的种类有关，也可能与研究类型、纳入人群等有关。有研究发现，轻度至中度饮酒可减少阿尔茨海默病的发病风险，这可能是因为酒精内的乙醇成分可使血管扩张，从而改善血液循环，但长期大量饮酒则会损害认知能力。对于阿尔茨海默病而言，葡萄酒的保护作用比较明确，可能是与葡萄酒中丰富的抗氧化物质多酚类有关，如白藜芦醇。

十七、睡眠障碍与阿尔茨海默病发病风险有关吗

睡眠障碍是指睡眠的始发和/或维持发生障碍，导致睡眠时间或睡眠质量不能满足生理需要，并且影响日间功能的综合征。睡眠障碍的发生率高，我国约50%的老年人存在各种形式的睡眠障碍。研究发现，失眠、睡眠呼吸紊乱、睡眠呼吸暂停、睡眠片段化、睡眠时间过短或过长、昼夜节律紊乱和睡眠质量下降等都会增加

阿尔茨海默病的发病风险。因此，我们需要维持适当的睡眠时间和保证良好的睡眠质量。

十八、受教育程度与阿尔茨海默病有关吗

常言道，腹有诗书气自华，那么读书可以预防阿尔茨海默病吗？研究发现，文化程度低是阿尔茨海默病的危险因素，可能是因为学习的过程中，脑血流增加，降低了细胞对外毒素的敏感性，有效地防止了氧自由基等所致的神经细胞损伤。但影像学研究显示，文化程度高与低并不影响脑损害的程度，也即是说，一旦受到阿尔茨海默病的侵袭，任何人的脑组织损害大体一致，文化程度可能对于阿尔茨海默病的发病并没有太大作用，而只是影响了症状的表现。换言之，大脑中出现同样程度的阿尔茨海默病病理改变，文化程度高的人可能不会出现记忆力下降、时空定向力障碍、人格改变等阿尔茨海默病的症状，而文化程度低的人很可能已经出现上述症状。这可能与接受教育过程中不断刺激大脑，导致大脑的认知储备增加有关。

十九、工作类型与阿尔茨海默病有关系吗

调查显示，社会地位低、经济条件差的人患阿尔茨海默病的风险较高，如从事体力劳动、服务行业的人员患阿尔茨海默病的风险要比从事艺术、专业技术及管理的人员高2～3倍，这可能是因为在工作过程中，脑力劳动多的人大脑得到了更充分的锻炼。可见，大脑是越用越灵光的。也有研究表明，从事工作复杂的、讲究团结合作及工作过程中经常需要与人打交道的职业可以降低阿尔茨海默病的发病风险。由此可见，多用脑、多与人交流是有利于减少阿尔茨海默病发病风险的。

二十、性别与阿尔茨海默病发病有关吗

调查显示，阿尔茨海默病女性患者要稍多于男性患者，65岁以上女性患阿尔茨海默病的风险比男性高约2倍。可能的原因有女性绝经后雌激素水平明显降低，遗传相关危险因素不同，其他慢性疾病等对男性和女性影响不同，男女性大脑解剖结构差异，等等。遗憾的是，雌激素对于治疗阿尔茨海默病却无太大作用。另外，也

有研究认为，阿尔茨海默病女性患者多于男性患者，并不一定说明女性的发病率大于男性，可能与女性的寿命较男性长、男女大脑结构差异、受教育程度不同、临床表现不同、诊断率差异、病程长短不一等有关。

二十一、抑郁症与阿尔茨海默病有什么关系

抑郁症又称抑郁障碍，以显著而持久的心境低落为主要临床特征，是心境障碍的主要类型。研究发现，抑郁症患者发展为阿尔茨海默病的危险性增加，而抑郁发作与诊断阿尔茨海默病的间隔时间越长，发生阿尔茨海默病的危险性较高，提示抑郁发作不仅仅是阿尔茨海默病的前驱症状，还可能是阿尔茨海默病的独立远期危险因素。这是因为，抑郁状态下脑代谢全面下降对脑功能的保护是极为不利的，因此，保持良好的心态，也是预防阿尔茨海默病的手段。一旦患有抑郁症，需寻求专业精神科医生的帮助。

二十二、肠道菌群失调与阿尔茨海默病有联系吗

最近研究表明，肠道菌群失调除了会增加患肥胖症、动脉粥样硬化和2型糖尿病的风险以外，还能增加患阿尔茨海默病的风险，这可能与神经退行性疾病的感染机制有关。近年来，"肠–脑轴"的概念被提出来，该概念认为肠–脑轴是肠道与大脑之间的信息交流系统，由免疫、迷走神经和神经内分泌途径等构成。肠道菌群失调或者感染，可导致免疫系统受损、炎症因子释放等，从而对大脑产生影响。由此可见，肠道健康尤其重要，我们应保持健康饮食，多喝含益生菌的酸奶等。

二十三、感染在阿尔茨海默病发病中起作用吗

随着生活方式的改变、生活压力的增加、饮食习惯的改变等，我国居民慢性胃炎发病率越来越高。而由幽门螺杆菌（HP）引起的慢性胃炎在全世界流行，我国属于HP高感染率国家，估计人群中HP感染率为40%～70%。有研究表明，这个螺旋状的细菌不仅能引起慢性胃炎等胃部疾病，HP的感染还能引起认知功能下降。2016年发表的一篇文章指出，HP感染可使阿尔茨海默病的发病风险增加71%。所以，

HP感染的慢性胃炎患者需及时进行HP根除治疗。

除了HP感染，有研究表明，螺旋体和支原体的感染可使阿尔茨海默病的发病风险分别增加4倍和5倍，疱疹病毒感染也与阿尔茨海默病发病风险相关。

二十四、空气污染会增加阿尔茨海默病的发病风险吗

空气污染确实会增加阿尔茨海默病的发病风险。长期生活在空气污染严重的环境下，如PM 2.5等细微颗粒含量严重超标或臭氧（O_3）含量超标，会导致认知功能下降严重。一项来自我国台湾的为期10年的样本量为95 690人的研究结果显示，长期暴露于臭氧或PM 2.5含量超标的环境下，患阿尔茨海默病的风险会增加，且与臭氧及PM 2.5的含量成正相关，即臭氧及PM 2.5的含量越高，患阿尔茨海默病的风险越高。所以，保护环境，刻不容缓！

二十五、重金属超标会增加阿尔茨海默病发病风险吗

铅是自然环境中广泛分布的毒性重金属，铅中毒在生活中亦不少见。铅中毒除了能引起严重的腹痛、周围神经病、便秘、暂时性精神障碍等之外，还可参与氧化应激而且在阿尔茨海默病的发病机制中起重要作用。研究认为，长时间处于低浓度的铅暴露的环境下，会使阿尔茨海默病的发病风险增加。所以，从事与铅接触行业的人群，如铅矿开采及冶炼、蓄电池行业等的人群，要做好职业防护，减少与铅的接触，预防铅中毒。

铝是一种低毒的微量元素，不会导致急性中毒，但人体摄入后，仅有10%～15%的铝能排泄到体外，大部分会在体内蓄积。铝通过与多种蛋白质、酶等重要成分结合，会抑制脑内多种酶的活性，影响脑内神经介质的合成和传递，从而使人们智力及精神状态日渐恶化。老人由于排泄能力差，如果长期超量摄入铝，累积到一定数量后会损伤大脑。有研究表明，阿尔茨海默病患者脑组织中的铝含量明显升高，可达正常人的1.5～30倍。而过量摄入铝，还会损伤骨骼、造血、内分泌及生殖系统。研究表明，在阿尔茨海默病患者的血清及脑脊液中，铝的含量比正常对照组高，由此说明体内铝含量升高可能会增加阿尔茨海默病的发病风险，检测血

清及脑脊液中的铝含量可能对阿尔茨海默病的预测有一定的诊断价值。值得注意的是，正常使用铝制炊具、饮料罐、胃药、止汗剂并不会引起铝中毒，也不会增加阿尔茨海默病的发病风险，不必过于恐慌。

二十六、听力下降会增加阿尔茨海默病的发病风险吗

老年期听力下降与阿尔茨海默病一样，是与年龄相关性疾病。关于听力下降与阿尔茨海默病之间的联系的研究不少，有的研究认为两者密切相关，有的研究则认为它们之间关系不大。一项关于听力下降与阿尔茨海默病发病风险的前瞻性队列研究的meta分析结果表明，听力下降作为阿尔茨海默病的前驱症状的证据尚不足，需要更多设计严谨的研究去探讨两者之间的关系。然而，突发的听力下降，可能是脑血管疾病或梅尼埃病等的症状，一旦发现需及时就诊。

二十七、缺齿对阿尔茨海默病发病有影响吗

近年来，关于牙齿缺失、口腔炎症与阿尔茨海默病发病风险的研究不断增加。一项来自日本的样本量为1 566人的社区人群研究发现，牙齿缺失会增加全因性痴呆及阿尔茨海默病的发病风险，而且风险的大小与缺失的数目成正相关。所以，保持口腔清洁及保护牙齿尤为重要。

除此之外，叶酸水平、维生素水平、缺氧性疾病、慢性呼吸疾病等也可能是阿尔茨海默病的危险因素。

[参考文献]

[1] ABNER E L, NELSON P T, SCHMITT F A, et al, 2014. Self-reported head injury and risk of late-life impairment and AD pathology in an AD center cohort [J]. Dement Geriatr Cogn Disord, 37 (5-6): 294-306.

[2] BUNCH T J, WEISS J P, CRANDALL B G, et al, 2014. Atrial fibrillation is independently associated with senile, vascular, and Alzheimer's dementia [J]. Heart Rhythm, 7 (4): 433-437.

［3］FRIEDLAND R P，2015．Mechanisms of molecular mimicry involving the microbiota in neurodegeneration［J］．J Alzheimer's Dis，45（2）：349–362．

［4］GENIN E，HANNEQUIN D，WALLON D，et al，2011．APOE and Alzheimer disease：a major gene with semi–dominant inheritance［J］．Mol Psychiatry，16（9）：903–907．

［5］HOLLINGWORTH P，HAROLD D，SIMS R，et al，2011．Common variants at ABCA7，MS4A6A/MS4A4E，EPHA1，CD33 and CD2AP are associated with Alzheimer's disease［J］．Nat Genet，43（5）：429–435．

［6］JUNG C R，LIN Y T，HUANG B F，et al，2015．Ozone，particulate matter，and newly diagnosed Alzheimer's disease：a population–based cohort study in Taiwan［J］．J Alzheimer's Dis，44（2）：573–584．

［7］KIVIPELTO M，HELKALA E L，LAAKSO M P，et al，2011．Midlife vascular risk factors and Alzheimer's disease in later life：longitudinal，population based study［J］．BMJ，322（7300）：1447–1451．

［8］KHANAHMADI，MOHAMMAD，FARHUD，2015．Genetic of Alzheimer's disease：a narrative review article［J］．Iran J Public Health，44（7）：892–901．

［9］KARA，KAFFER，MAHABADI，et al，2016．N–Terminal Pro–B type natriuretic peptide is associated with mild cognitive impairment in the general population［J］．J Alzheimer's Dis，55（1）：359–369．

［10］LUCHSINGER J A，TANG M X，STERN Y，et al，2001．Diabetes mellitus and risk of Alzheimer's disease and dementia with stroke in a multiethnic cohort［J］．Am J Epidemiol，154（7）：635–641．

［11］LIU Y，JULKUNEN V，PAAJANEN T，et al，2012．Education increases reserve against Alzheimer's disease–evidence from structural MRI analysis［J］．Neuroradiology，54（9）：929–938．

［12］LAMBERT J C，IBRAHIM–VERBAAS C A，HAROLD D，et al，2013．Meta–analysis of 74，046 individuals identifies 11 new susceptibility loci for Alzheimer's disease［J］．Nat Genet，45（12）：1452–1458．

［13］LI R，SINGH M，2014．Sex differences in cognitive impairment and Alzheimer's disease［J］．Front Neuroendocrinol，35（3）：385–403．

［14］MAYEUX R, OTTMAN R, MAESTRE G, et al, 1995. Synergistic effects of traumatic head injury and apolipoprotein-epsilon 4 in patients with Alzheimer's disease ［J］. Neurology, 45（3 Pt 1）: 555-557.

［15］MERCHANT C, TANG M X, ALBERT S, et al, 1999. The influence of smoking on the risk of Alzheimer's disease ［J］. Neurology, 52（7）: 1408-1412.

［16］MAKOTO, MICHIKAWA, 2003. Cholesterol paradox: is high total or low HDL cholesterol level a risk for Alzheimer's disease ［J］. J Neurosci Res, 72（2）: 141-146.

［17］MAZUMDAR M, XIA W, HOFMANN O, et al, 2012. Prenatal lead levels, plasma amyloid beta levels, and gene expression in young adulthood ［J］. Environ Health Perspect, 120（5）: 702-707.

［18］MAHESHWARI P, ESLICK G D, 2015. Bacterial infection and Alzheimer's disease: a meta-analysis. ［J］. J Alzheimer's Dis, 43（3）: 957-966.

［19］NAJ A C, GYUNGAH J, BEECHAM G W, et al, 2011. Common variants at MS4A4/ MS4A6E, CD2AP, CD33 and EPHA1 are associated with late-onset Alzheimer's disease ［J］. Nat Genet, 43（5）: 436-441.

［20］OBEID R, HERRMANN W, 2006. Mechanisms of homocysteine neurotoxicity in neurodegenerative diseases with special reference to dementia ［J］. FEBS Lett, 580（13）: 2994-3005.

［21］OWNBY R L, CROCCO E, ACEVEDO A, et al, 2006. Depression and risk for Alzheimer disease: systematic review, meta-analysis, and metaregression analysis ［J］. Arch Gen Psychiatry, 63（5）: 530-538.

［22］OBEID R, MCCADDON A, HERRMANN W, et al, 2007. The role of hyperhomocysteinemia and B-vitamin deficiency in neurological and psychiatric diseases ［J］. Clin Chem Lab Med, 45（12）: 1590-1606.

［23］OKAMOTO N, MORIKAWA M, OKAMOTO K, et al, 2010. Tooth loss is associated with mild memory impairment in the elderly: the Fujiwara-kyo study ［J］. Brain Res, 1349: 68-75.

［24］PRINCE M, 1998. Is chronic low-level lead exposure in early life an etiologic factor in Alzheimer's disease ［J］. Epidemiology, 9（6）: 618-621.

［25］PANZA F，FRISARDI V，SERIPA D，et al，2012．Alcohol consumption in mild cognitive impairment and dementia：harmful or neuroprotective［J］．Int J Geriatr Psychiatry 27（12）：1218-1238．

［26］PIAZZA-GARDNER A K，GAFFUD T J，BARRY A E，et al，2013．The impact of alcohol on Alzheimer's disease：a systematic review［J］．Aging Ment Health，17（2）：133-146．

［27］RASMUSSON D X，BRANDT J，MARTIN D B，et al，1995．Head injury as a risk factor in Alzheimer's disease［J］．Brain Inj，9（3）：213-219．

［28］SKOOG I，LERNFELT B，LANDAHL S，et al，1996．15-year longitudinal study of blood pressure and dementia［J］．Lancet，347（9009）：1141-1145．

［29］SESHADRI S，BEISER A，SELHUB J，2002．Plasma homocysteine as a risk factor for dementia and Alzheimer's disease［J］．N Engl J Med，346（7）：476-483．

［30］SINISCALCHI A，MANCUSO F，GALLELLI L，et al，2005．Increase in plasma homocysteine levels induced by drug treatments in neurologic patients［J］．Pharmacol Res，52（5）：367-375．

［31］SHAH N S，VIDAL J S，MASAKI K，et al，2012．Midlife blood pressure，plasma beta-amyloid，and the risk for Alzheimer disease：the Honolulu Asia Aging Study［J］．Hypertension，59（4）：780-786．

［32］STEEL A J，ESLICK G D，2015．Herpes viruses increase the risk of Alzheimer's disease：a meta-analysis［J］．J Alzheimer's Dis，47（2）：351-364．

［33］SCHEPERJANS F，2016．Can microbiota research change our understanding of neurodegenerative diseases［J］．Neurodegener Dis Manag，6（2）：81-85．

［34］SHINDLER-ITSKOVITCH T，RAVONA-SPRINGER R，2016．A systematic review and meta-analysis of the association between helicobacter pylori infection and dementia［J］．J Alzheimer's Dis，52（4）：1431-1442．

［35］TYAS S L，1996．Are tobacco and alcohol use related to Alzheimer's disease？A critical assessment of the evidence and its implications［J］．Addict Biol，1（3）：237-254．

［36］TOLPPANEN A M，NGANDU T，KREHOLT INGEMAR，et al，2013．Midlife and late-life body mass index and late-life dementia：results from a prospective population-based cohort［J］. J Alzheimer's Dis, 38（1）: 201-209.

［37］VIRK S A, ESLICK G D, 2015. Aluminum levels in brain, serum, and cerebrospinal fluid are higher in Alzheimer's disease cases than in controls: a series of meta-analyses［J］. J Alzheimer's Dis, 47（3）: 629-638.

［38］WHITMER R, GUNDERSON E, QUESENBERRY C, et al, 2007. Body mass index in midlife and risk of Alzheimer disease and vascular dementia［J］. Curr Alzheimer Res, 4（2）: 103-109.

［39］WU L Y, NETO P R, GING Y, et al, 2012. Early-onset familial Alzheimer's disease （EOFAD）［J］. Can J Neurol Sci, 39（4）: 436-445.

第八章　阿尔茨海默病的临床表现

阿尔茨海默病起病缓慢或隐匿，患者及家属常说不清何时起病。早期家属往往认为患者的记忆力下降主要是年龄大导致，而随着患者疾病的进展，患者及家属觉得很难再用年龄解释患者的记忆力下降，这时才想到就诊。随着全社会对阿尔茨海默病了解的深入，有部分患者因为出现精神行为异常而前来就诊。也有部分患者因自我察觉到记忆力下降严重而前来就诊。

阿尔茨海默病的临床表现可简单概括为"ABC"：A是日常生活能力下降（activities of daily living），B是精神行为异常（behaviors），C是认知功能障碍（cognition）。

一、日常生活能力下降

生活能力下降是阿尔茨海默病重要的临床表现，具体可表现为无法完成熟悉的事务或完成的速度减慢，如洗漱、洗澡、穿脱衣服、控制大小便、洗衣做饭、使用电话、吃药、购物、管理个人钱财、独自搭乘公共交通工具等。患者往往害怕独自出门，不敢上街购物，忘记重要的约会或家庭聚会，不敢开车或进行较远距离的旅行等。

二、精神行为异常

精神行为异常指阿尔茨海默病患者经常出现的知觉、思维内容、心境及行为等方面紊乱的症候群，称为"痴呆的行为精神症状"（behavioral and psychological symptoms of dementia，BPSD）。BPSD大致可分为思维情感障碍、性格及人格改变和行为异常三方面，常见的表现有兴奋、激越、焦虑、抑郁、情感高涨、易激惹、淡漠、妄想、幻觉、睡眠和食欲改变、脱抑制及冲动等。

（一）思维情感障碍

阿尔茨海默病发展到一定阶段患者会出现思维情感障碍，表现为大脑思维混乱，不论大小事情都会纠缠不清，同时出现情感迟钝，对人淡漠；患者有时会出现如小儿样的欢欣以至极度夸张的程度，表现得喜怒无常；有时会出现幻听、幻视等幻觉；有时会出现被害妄想、嫉妒妄想、被盗妄想和夸大妄想等。

（二）性格及人格改变

阿尔茨海默病患者的性格及人格改变具体可表现为原本爱清洁的人变得不修边幅；原本性格内向的人变得易激惹、兴奋欢快、言语增多，而原本性格外向的人变得沉默寡言，对任何事情都提不起兴趣；原本很有礼貌的人总喜欢用脏话骂人；原本性格平和的人变得执拗、歇斯底里、处处与家属作对；原本喜欢玩电脑游戏的人突然对其失去兴趣转而爱上看连续剧等。总体而言，就是感觉变了个人一般。研究认为，也许是因为阿尔茨海默病患者的认知功能严重下降，呈现在患者面前的是一个陌生的世界，导致他们缺乏安全感，当家属阻止患者做某些行为时，患者会出现暴怒，对家人拳脚相加等看似难以理解的行为。

（三）行为异常

阿尔茨海默病患者者行为异常早期表现为以遗忘为主的行为异常，如好忘事、遗失物品、迷路走失、反复收拾东西、翻找旧物等。中晚期多出现与思维判断和个性人格改变等相关的行为异常，如在大街上捡垃圾，不分昼夜，四处游走，吵闹不休，不知冷暖，衣着混乱，不辨秽洁甚至有性欲亢进的倾向。有医生曾接诊过一位重度阿尔茨海默病的患者，据家属描述，患者喜欢用牙刷洗脸和刮胡子，用抹布擦脸，用红酒洗手，喜欢拿水壶直接对着嘴巴喝水，在浴室随地大小便等。

知识链接：不同类型的痴呆的行为精神症状有何不同

阿尔茨海默病患者最常见的行为精神症状是淡漠、焦虑、抑郁、易怒和易激惹。早期为淡漠、焦虑和抑郁，易怒和易激惹常出现在中晚期，而幻觉、妄想在阿尔茨海默病中较少出现。

人格改变和社会行为异常是额颞叶痴呆最早、最突出的症状，贯穿于疾病全程，是该病的核心特征。患者常常表现为固执、易激惹或者情感淡漠，之后逐渐出现行为异常、举止不当、行为刻板、对外界默然、无同情心及伴有冲动行为等。部分患者还会出现特征性的Kluver-Bucy综合征，表现为迟钝、淡漠，口部过度活动，把拿到手的任何东西都放入口中试探；易饥饿、食欲旺盛、酷爱碳水化合物类食物、易肥胖等；性行为增加等。

反复发作、详细成形的视幻觉是路易体痴呆的核心特征之一。视幻觉常常在夜间出现，内容活灵活现，但不一定是痛苦、恐怖的幻觉，有时甚至是愉快的幻觉，以至患者乐意接受。除了视幻觉之外，快速眼动睡眠行为障碍被认为是路易体痴呆最早出现的症状，表现为快速眼动睡眠期出现肢体运动和梦呓。

血管性痴呆的行为精神症状无明显特异性，常表现为幻觉、妄想、焦虑、抑郁等。

肺部感染或泌尿系感染、肝肾疾病等可能引起或加重痴呆的行为精神症状，应当注意寻找相关原因并及早治疗。

三、认知功能障碍

认知功能障碍涉及记忆、定向力、计算能力、理解力和判断力、语言功能、失认和失用等。

（一）记忆障碍

记忆障碍是阿尔茨海默病的核心症状。早期患者常常出现近期记忆障碍，表现为学习新事物的能力明显减退，不能记忆当天发生的日常琐事，记不得刚做过的事或刚讲过的话。当被问及"今天早餐你吃过什么"，患者常常无法正确回答。记忆障碍还表现为患者常忘记贵重物件或前几天收到的快递等放于何处；转身找不到刚脱下的眼镜；去市场买菜常常忘记把菜带回家；忘记昨晚看过的电视剧名称；洗了澡以后也不记得，往往重复去洗澡；对于别人已告知的事情总反复询问等。后期可影响远期记忆，甚至连自己的家属也不认得，童年的事也记不清楚，以前掌握的外语能力等大大下降。

（二）定向力障碍

定向力（Orientation）障碍指一个人对时间、地点、周围人物及自身状态的认识发生障碍。定向力障碍可在阿尔茨海默病的早期出现，具体表现为不知道现在是何年何月何日，分不清白天黑夜及上午、下午，停车时找不到停车位，回家时因判断方向错误而迷路或不认得家门，不能独自去以前常去的熟悉场所，不会看地图，不能描述一个地点与另一个地点的关系，在家里找不到厕所，在房间里找不到自己的床，铺桌布时因不能对桌布及桌角的位置正确判断而无法使桌布与桌角对齐，不能准确地将锅放在炉灶上而将锅摔到地上，辨别不清衣服的上下和左右，穿外套时手伸不进袖子，衣服和裤子穿反。后期连最简单的几何图形也画不出来，甚至不会用筷子夹菜、用勺子舀汤等。

（三）计算能力障碍

计算能力障碍指计算能力下降，以前能做的简单计算现无法正确计算。阿尔茨海默病患者病情发展到一定阶段，会出现明显计算能力下降，表现为计算的速度明显减慢，常弄错物品的价格、算错账、付错钱，最后连最简单的计算也完成不了，甚至完全丧失数的概念。如"西红柿2元1斤，买3斤需要付多少钱"这样简单的问题，患者常常难以回答或者需要经过长时间计算和反复修正才能得出正确答案。随着病情的进展，患者甚至不能进行如"2+3""1+2"等非常简单的计算，不能正确列算式，甚至不认识数字和算术符号。我们可以让被检查者计算100减7，得出结果后再让其减7，如此循环进行简单测试，看被检查者能答对几次，阿尔茨海默病患者一般仅能答对1～2次。

（四）理解力和判断力障碍

理解力和判断力是人智能的重要组成部分。阿尔茨海默病患者对事物的理解、判断发生断裂，不能对事物的主要和次要、本质和非本质问题做出准确判断，因而逐渐失去正确处理问题的能力。如：他们会失去对金钱价值的判断力，常常将一大笔钱给专职诈骗者；他们在个人梳洗或者保持个人清洁方面有障碍，没办法正确穿衣服、用擦地的脏抹布代替毛巾洗脸等。

（五）语言功能障碍

阿尔茨海默病语言功能障碍的特点是命名障碍和听理解障碍的流利性失语。口语由于找词困难而渐渐停顿，使语言或书写中断或表现为口语空洞、缺乏实质词或喋喋不休，如果找不到所需的词汇则使用迂回说法或留下未完成的句子，如同命名障碍。早期复述无困难，后期常出现复述困难。早期保持语言理解力，渐渐显出不理解和不能执行较复杂指令，口语量减少，出现错语症，交谈能力减退，阅读理解能力受损，最后出现完全性失语。

（六）失认和失用

失认是指患者无视觉、幻觉和躯体感觉障碍，在意识正常情况下，不能辨认以往熟悉的事物。如不认识亲人和熟人，有时连自己也认不得，出现所谓的"镜子征"，即患者经常自己对着镜子里的自己说话。

失用是指在意识清楚、语言理解功能及运动功能正常情况下，患者丧失完成有目的的复杂活动的能力。如每天早晨仍可自行刷牙，但你叫他做刷牙的动作，他却做不出来；穿衣服时常上下颠倒，前后及正反颠倒，扣错纽扣，将双下肢穿入同一条裤腿等。

第九章　阿尔茨海默病的自然进程

阿尔茨海默病通常隐匿起病，进行性加重，病理生理进程在阿尔茨海默病临床症状出现的15～20年前就已经开始。根据2011年美国国立老化研究院和阿尔茨海默病协会提出的阿尔茨海默病新的诊断标准（即2011 NIA-AA诊断标准），阿尔茨海默病可分为3个阶段：阿尔茨海默病临床前阶段、阿尔茨海默病源性认知功能障碍阶段和阿尔茨海默病痴呆阶段。

一、如何判别阿尔茨海默病的严重程度

阿尔茨海默病痴呆阶段（即传统意义上的阿尔茨海默病），此阶段患者认知功能损害导致了日常生活能力和行为及人格等异常，根据认知功能损害程度可大致分为轻、中、重三度。

（一）第一阶段

即轻度痴呆期，主要表现为记忆减退。首先出现的是近事遗忘，常将日常所做的事和常用的一些物品遗忘，如不记得早餐吃过什么，不记得刚摘下的眼镜放于何处等。随着病情进展，可出现远期记忆减退，即将发生已久的事情和认识已久人物遗忘。部分患者会出现视空间障碍，如外出后找不到回家的路，不能画出简单的几何图形等。面对陌生和复杂的事情时，容易出现焦虑、烦躁等消极情绪，还会出现人格改变，如不爱清洁、暴躁、易激惹、自私、多疑等。

（二）第二阶段

即中度痴呆期。除了记忆障碍继续加重外，原本熟悉的事务也无法胜任，不喜欢与别人打交道。同时，会出现逻辑思维、综合能力减退，言语重复，计算能力下降，明显的视空间障碍，如在家中找不到自己的房间，找不到厕所的位置等。除此之外，还会出现失语、失认、失用，表现为不认识家属和自己，不会正确地穿衣服等。此时患者常常有明显的精神行为异常，原本性格内向的人变得激惹兴奋，性格

外向的变得沉默寡言、不爱搭理人，甚至做出一些丧失羞耻感的行为，如随地大小便等。

（三）第三阶段

即重度痴呆期。此期的患者除了上述症状进行性加重外，还经常淡漠不语、哭笑无常，丧失言语能力，丧失基本生活能力以至于不能完成简单的日常行为，如进食、穿衣、洗漱等。患者终日无语而卧床，逐渐丧失与外界的接触能力。由于常年卧床，四肢出现强直或屈曲瘫痪，括约肌功能障碍以至于出现大小便失禁。此外，患者常并发全身系统疾病的症状，如肺部及尿路感染、褥疮及全身性衰竭症状，最终因并发症而死亡。

二、阿尔茨海默病的发展阶段

如今，世界上最常用的阿尔茨海默病分级体系为巴里·瑞斯贝格博士开发的总体衰退量表（global deterioration scale，GDS），该表将阿尔茨海默病分为七个阶段。

（一）第一阶段：无认知功能减退

在该阶段，无主观叙述记忆不好，临床检查无记忆缺陷的证据。

（二）第二阶段：非常轻微的认知功能减退

在该阶段，患者自己抱怨记忆不好，通常表现为以下两个方面：①忘记熟悉的东西放在什么地方。②忘记熟人的名字。但临床检查无记忆缺陷的客观证据，就业和社交场合无客观的功能缺陷，对症状的关心恰当。

（三）第三阶段：轻度认知功能减退

在该阶段，患者出现最早而明确的认知功能缺陷。存在下述两项或两项以上的表现：①患者到不熟悉的地方会迷路。②同事注意到患者的工作能力相对减退。③家属发现患者回忆词汇困难。④阅读一篇文章或一本书后记住的东西甚少。⑤记忆新认识的人名能力减退。⑥可能遗失贵重物品或将其放错地方。⑦临床检查有注意力减退的证据，只有深入检查才有可能获得记忆减退的客观证据，可有所从事的工作和社交能力的减退。 患者开始出现否认行为，伴有轻、中度焦虑症状。

（四）第四阶段：中度认知功能减退

在该阶段，患者明显的认知功能缺陷表现在以下几个方面：①对目前和最近的事件认识减少。②对个人经历的记忆缺陷。③做连续减法时注意力不能集中。④旅行、管理钱财等能力减退。但常无以下三方面的损害：①时间和人物定向。②识别熟人和熟悉的面孔。③到熟悉的地方旅行的能力。此阶段患者不能完成复杂的工作；心理防御机制中的否认显得突出，情感平淡，回避竞争。

（五）第五阶段：重度认知功能减退

在该阶段，患者的生活需要照顾，检查时很难回忆与以前生活密切相关的事情。如地址、使用了多年的电话号码、亲属的名字、本人毕业的高中或大学的名称。受过教育的人，做40连续减4或20连续减2的计算也有困难。在此阶段，患者尚保留一些与自己或他人有关的重要事件的知识，如知道自己的名字，通常也知道配偶和独生子女的名字。进食及大小便无须帮助，但不少患者不知道挑选合适的衣服穿。

（六）第六阶段：严重认知功能减退

在该阶段，患者会忘记配偶的名字、最近的经历和事件，能保留一些过去学到的知识，但为数甚少。通常不能认识周围环境，不知道年份、季节等，日夜节律紊乱。做10以内的加减法可能有困难。日常生活需要照顾，可能出现大小便失禁的情况，外出需要帮助，偶尔能到熟悉地方去。几乎总能记起自己的名字，常常能区分周围的熟人与生人。出现人格和情绪改变，且这些变化颇不稳定，包括：①妄想性行为，如责备自己配偶是骗子，与想象中的人物谈话，与镜子中的自我谈话。②强迫症状，如不断重复简单的清洗动作。③焦虑症状，激越，甚至出现以往从未有过的暴力行为。④认知性意志减退，如，因不能长久保持一种想法以决定某种行为，致使意志能力丧失。

（七）第七阶段：极严重认知功能减退

在该阶段，患者丧失言语功能，常常不能说话，只有咕哝声。小便失禁，需要帮助料理。丧失基本的精神性运动技能，如不能走路，大脑似乎再也不能指挥躯体。常出现广泛的皮层性神经系统症状和体征（见表9-1）。

表9-1 总体衰退量表

阶段	程度
第一阶段	无认知功能减退
第二阶段	非常轻微的认知功能减退
第三阶段	轻度认知功能减退
第四阶段	中度认知功能减退
第五阶段	重度认知功能减退
第六阶段	严重认知功能减退
第七阶段	极严重认知功能减退

第十章 轻度认知功能损害和阿尔茨海默病的联系

阿尔茨海默病是一种缓慢的、进行性加重的神经系统退行性病变，而临床上并无明确的转化点提示患者从无症状期过渡到有症状期，因此需要确立一个概念描述无症状期与有症状期之间的状态，轻度认知功能损害（mild cognitive impairment，MCI）的概念便应运而生。

2016年，在加拿大多伦多召开的阿尔茨海默病协会国际会议（Alzheimer's association international conference，AAIC）上，一份报告指出，一项被认为很有希望的以减少脑内毒性Tau蛋白的药物试验（TauRx公司的LMTX），大多数轻至中度阿尔茨海默病患者并未从中获益，试验宣告失败。近年来，针对β淀粉样蛋白的靶向药物也相继在三期临床试验中宣告失败。上述试验的失败似乎表明了，当疾病进展到一定程度时再去干预往往达不到预期的效果。而越来越多的研究表明，通过饮食、运动、智力锻炼等生活方式的调节可以延缓轻度认知功能损害发展为阿尔茨海默病的进程，也能改善其症状。因此，临床和研究工作的中心逐渐转向阿尔茨海默病早期的识别和干预，对轻度认知功能障碍的研究也受到越来越多的重视。

下面我们一起来探究什么是轻度认知功能损害、轻度认知功能损害具体有哪些临床表现及轻度认知功能障碍与阿尔茨海默病之间的联系。

一、什么是轻度认知功能损害

轻度认知功能损害是指记忆力或其他认知功能进行性减退，但不影响日常生活能力，且未达到阿尔茨海默病的诊断标准。而依据美国国家衰老研究所和阿尔茨海默病学会2011年新修订的诊断标准，轻度认知功能损害的定义包括：①患者、当事人或临床医生描述的认知功能改变，有一个或多个认知领域受损的客观证据。②功能性能力保存以及尚未痴呆。这两个定义的基本内容和表达的意思是一致的。

二、轻度认知功能损害的患病率高吗

轻度认知功能损害的患病率不低。研究表明，在60岁及以上的人群中，轻度认知功能障碍的患病率为15%～20%，而在这些轻度认知功能损害患者当中，每年有8%～15%的人会发展为阿尔茨海默病。

三、轻度认知功能损害的临床表现有哪些

轻度认知功能损害的临床表现主要分为遗忘型和非遗忘型。遗忘型的主要症状是记忆力下降，表现为记不起熟人的名字，忘记了约会和最近的电话等，但患者的其他认知功能相对保留，如执行能力、语言运用能力、视空间能力等。非遗忘型的主要症状不是记忆力下降，而是表现为其他认知功能下降，如注意力、语言、视空间等。但是，无论是遗忘型还是非遗忘型，患者的功能性能力相对保留。如在执行复杂功能性任务时（如支付账单、购物、做饭等），患者存在轻度问题，但只要给予足够的时间或者微小的帮助，患者仍然能够完成上述任务。此外，所有轻度认知功能损害患者的认知功能下降没有达到痴呆的程度。

四、轻度认知功能损害有哪些类型

轻度认知功能损害是一种临床综合征，不同的诊疗指南对其提出了不同的分类方法。2003年，美国梅奥诊所的专家依据认知领域损害的数量及是否为遗忘型将轻度认知功能损害得分为：单认知领域遗忘型轻度认知功能损害、多认知领域遗忘型轻度认知功能损害、单认知领域非遗忘型轻度认知功能损害和多认知领域非遗忘型轻度认知功能损害。2013年修订的《精神障碍诊断与统计手册》（第5版）主要根据轻度认知功能损害的病因将其分为：阿尔茨海默病所致轻度认知功能损害、脑血管病所致轻度认知功能损害、额颞叶痴呆所致轻度认知功能损害、路易体痴呆所致轻度认知功能损害、创伤性脑损伤所致轻度认知功能损害、艾滋病病毒（HIV）感染所致轻度认知功能损害、抑郁所致轻度认知功能损害、药物应用所致轻度认知功能损害、朊病毒所致轻度认知功能损害和帕金森病所致轻度认知功能损害。

五、什么是阿尔茨海默病所致轻度认知功能损害

阿尔茨海默病所致轻度认知功能损害（即阿尔茨海默病源性轻度认知功能损害）是指那些出现认知损害症状，但并非痴呆的个体，他们的主要基本病理生理原因是阿尔茨海默病。阿尔茨海默病所致轻度认知功能损害的主要特征是记忆损伤，认知功能纵向下降，以及没有心血管、创伤或其他原因导致的认知功能下降的证据。

六、轻度认知功能损害和阿尔茨海默病有哪些联系

从概念上讲，轻度认知功能损害是一个临床综合征，其病因多样，阿尔茨海默病所致轻度认知功能损害属于其中的一种，而阿尔茨海默病源性轻度认知功能损害同时也是阿尔茨海默病其中的一个发展阶段。简单来说，就是阿尔茨海默病源性轻度认知功能损害是阿尔茨海默病的早期阶段，以后会逐渐发展至阿尔茨海默病源性痴呆。

从临床表现来看，轻度认知功能损害和阿尔茨海默病都有记忆力或其他认知功能下降的症状，但最大的区别在于轻度认知功能损害患者具有独立的日常生活能力，而阿尔茨海默病痴呆阶段的患者其日常生活能力下降。

从治疗效果来说，某些病因所致的轻度认知功能损害是可以治疗甚至治愈的，如甲状腺功能低下、维生素缺乏、酒精中毒等。而阿尔茨海默病目前尚无治愈的手段与方法。

对于预防策略而言，两者有着很多共同的危险因素，预防策略也相似，如控制血压、血脂、血糖，提倡"地中海饮食"，提倡健康的生活方式等。

七、轻度认知功能损害如何治疗

目前，尚无有效的药物用于防治轻度认知功能损害，其防治原则是降低轻度认知功能损害向阿尔茨海默病的转化，主要内容包括：①在群体学层面，识别及控制危险因素，提高民众意识，积极进行一级预防，如积极管理心脑血管危险因素、保

持健康的生活方式等。②在医疗机构方面，提高医生对轻度认知功能损害的诊断水平，明确病因，进行针对性治疗及二级预防，如甲状腺功能低下所致轻度认知功能损害应服用甲状腺素，叶酸及维生素B_{12}缺乏所致轻度认知功能损害应补充叶酸及维生素B_{12}，梅毒螺旋体感染所致轻度认知功能损害应及时应用青霉素治疗等。③在无法根治的情况下，尽量延缓病情，进行三级预防，如应用乙酰胆碱酯酶抑制剂（安理申）、兴奋性氨基酸拮抗剂（美金刚）改善认知等。

八、如何预防轻度认知功能损害向阿尔茨海默病转化

据相关文献显示，阿尔茨海默病所致轻度认知功能损害患者每年有10%～15%进展至临床确诊的阿尔茨海默病患者，而正常老年人仅有1%～2%进展为阿尔茨海默病患者。那我们该如何预防轻度认知功能损害向阿尔茨海默病转化或者降低其转化率呢？最重要的预防手段是非药物治疗，如积极管理心血管危险因素、保持健康的生活方式（如改变饮食习惯、进行有氧运动、提高睡眠质量、限制酒精摄入、戒烟等）、进行智力训练（如多阅读、多思考、进行数独游戏、玩乐器等）和积极参加社会活动等。而治疗药物主要包括乙酰胆碱酯酶抑制剂（安理申）、兴奋性氨基酸拮抗剂（美金刚）、麦角碱类药物（如双氢麦角碱、尼麦角林等）、吡咯烷酮类（如奥拉西坦、吡拉西坦等）、抗氧化剂（维生素E、银杏叶提取物）、性激素、钙离子拮抗剂（如尼莫地平等）及提高神经细胞能量代谢药（如肌酸、辅酶Q10等）等。

［参考文献］

［1］ALBERT M S, DEKOSKY S T, DICKSON D, et al, 2011. The diagnosis of mild cognitive impairment due to Alzheimer's disease: recommendations from the National Institute on Aging-Alzheimer's Association workgroups on diagnostic guidelines for Alzheimer's disease ［J］. Alzheimer's Dement, 7（3）: 270-279.

［2］FARIAS S T, MUNGAS D, REED B R, et al, 2009. Progression of mild cognitive impairment to dementia in clinic-vs community-based cohorts ［J］. Arch Neurol, 66

（9）：1151-1157.

［3］PETERSEN R C, 2011. Clinical practice. Mild cognitive impairment［J］. N Engl J Med, 364（23）：2227-2234.

［4］PETERSEN R C, 2016. Mild Cognitive Impairment［J］. Continuum（Minneap Minn）, 22（2 Dementia）：404-418.

［5］SACHS-ERICSSON N, BLAZER D G, 2015. The new DSM-5 diagnosis of mild neurocognitive disorder and its relation to research in mild cognitive impairment［J］. Aging Ment Health, 19（1）：2-12.

［6］WINBLAD B, PALMER K, KIVIPELTO M, et al, 2004. Mild cognitive impairment-beyond controversies, towards a consensus：report of the International Working Group on mild cognitive impairment［J］. J Intern Med, 256（3）：240-246.

第十一章　阿尔茨海默病要做哪些检查

　　患者到医院就诊，医生首先会询问病史，进行体格检查，再进行针对性的辅助检查。了解阿尔茨海默病的检查项目可以帮助患者缓解紧张心理，更好地配合检查。怀疑是阿尔茨海默病的患者需要做哪些检查，检查的目的是什么，检查如何进行等，都是多数人关注的问题。本章节将为大家详细讲述阿尔茨海默病相关检查。

第一节　一般检查

一、医生都问些什么

　　问诊是诊疗的第一步，那么医生一般都会问些什么？一般来说，医生问诊的内容主要包括：一般项目、主诉（本次就诊最主要的原因）、现病史、既往史、家族史等。对于怀疑是阿尔茨海默病的患者，接诊医生一般会重点了解患者的认知障碍情况（有无近事记忆减退、有无出门走失、有无计算能力减退等）、日常和社会功能（生活自理能力、工作能力和人际交往能力有无影响等）、精神和行为症状（有无性格改变、幻觉、妄想、抑郁、躁狂等）、家族史（家族中有无类似疾病的患者）等。同时还会询问跟诊断有关的其他症状及病史（如有无波动性认知功能障碍、鲜明而生动的视幻觉、震颤，有无脑卒中、艾滋病病毒、梅毒感染病史等）。阿尔茨海默病的诊断不易，病史是其中很重要的部分，所以患者及知情的家属要尽量配合医生的问诊，做到不隐瞒、不夸大等。医生可通过简短的问诊，快速了解病情以做出初步的判断。

二、一般要做哪些体格检查

体格检查是医生借助检查工具进行的检查，除了问诊，体格检查也是必不可少的，可为疾病的诊断提供重要的临床依据。检查主要包括一般检查和神经系统专科检查，对了解阿尔茨海默病病因和鉴别其他疾病有帮助。一般检查是对患者整体健康状况的概括性观察，包括一般情况（性别、年龄、发育、营养、面容表情）、生命体征（体温、呼吸、脉搏、血压）、意识状态、头颈部、心肺腹部及四肢等的检查。神经系统专科检查包括高级皮层功能、脑神经、运动系统、感觉系统、腱反射、脑膜刺激征及自主神经功能的检查，这些检查大多数要借助神经专科常用的工具，如瞳孔笔、叩诊锤、齿轮等。

三、常见的评估包括哪些类型

当专科医生接诊一位怀疑是阿尔茨海默病的患者时，在进行详细的病史询问和体格检查后，还需要对患者进行一系列的评估。这些评估主要包括认知功能的评估、总体功能的评估、精神行为症状的评估和日常生活能力的评估等。

认知功能的评估主要包括总体认知功能、记忆力、执行功能、语言运用、视空间和结构能力、判断力和定向力等方面。常见的认知功能评估量表有简易精神状态检查（minimum mental state examination，MMSE）量表、蒙特利尔认知评估（montreal cognitive assessmert，MoCA）量表、阿尔茨海默病评估量表-认知部分（ADAS-Cog）。

总体功能的评估常见的量表有临床痴呆（clinical dementia rating，CDR）量表、总体衰退量表、严重障碍量表（SIB）和临床医生印象变化量表（CIBIC- Plus）。

精神行为症状是困扰患者及家属最严重的问题，及时准确地进行评估对治疗、照护都具有很大的意义。评估精神行为症状最常用的量表是神经精神症状问卷（NPI）。这些评估需要家属或照护者协助进行，治疗过程中的评估是必要的，有助于监测治疗效果。

日常生活能力包括基本日常生活能力和工具性日常生活能力。前者指独立生活所必需的基本能力，如穿衣、吃饭、如厕等；后者包括复杂的日常或社会活动能力，如出访、工作、做家务等，需要更多认知功能的参与。日常生活能力减退的领域和程度直接决定患者所需的照护措施和数量，对其进行评估能够帮助护理人员适当调整周围环境（环境的安全性），制订合理的护理目标和策略，而且还能帮助医生判断患者是否需要专人照护或者入住专业护理机构。常见的日常生活能力量表有日常生活量表（ADL）和社会功能活动问卷（FAQ）。

这些量表不仅对疾病的诊断有帮助，还能协助观察药物治疗的效果，是诊疗工作中不可或缺的一部分，而常见的一些量表的使用将会在第十四章中详细讲述。

除了以上的一些评估外，我们还需要对患者目前所患的其他疾病（共病）进行评估，如高血压病、糖尿病、心脑血管疾病、肺部疾病等，因为这些疾病与阿尔茨海默病的发生及发展有着密切的联系。

第二节 体液检查

一、血液、尿液检查有必要吗

我们在临床中发现，患者或家属普遍认为血液检查对于老人健康影响很大。其实，合理的血液检查可发现多个系统的疾病，找出潜在的病因或危险因素，这样才能防患于未然，对症下药。但是也并非一定要"大包围"，有哪些检查项目是必需的呢？虽然血液检查及尿液检查并不是诊断阿尔茨海默病所必需的，但是对于首次就诊的患者来说，血液、尿液检查很有必要。

对于阿尔茨海默病患者，血液检查是为了排除其他引起认知功能障碍的疾病，如甲状腺功能低下、肝性脑病、恶性贫血、尿毒症、梅毒、艾滋病、维生素缺乏等。虽然许多疾病缺乏有效治疗手段，但一些疾病，如甲状腺功能低下、维生素缺乏、神经梅毒等，通过积极治疗，可以有效防止病情进一步恶化。

【专家共识推荐】

对所有首次就诊的认知障碍患者应该进行以下血液学检查以找出认知障碍的病因及发现伴随的疾病：全血细胞计数、肝肾功能、甲状腺功能、甲状旁腺功能、电解质、血糖、叶酸、维生素B_{12}、同型半胱氨酸、血沉、HIV、梅毒螺旋体抗体、重金属、药物或毒物检查。

虽然阿尔茨海默病血液检查的标志物一直是研究热点，但目前尚处于探索阶段，不能作为临床的常规检查项目。

二、脑脊液检查有什么作用

脑脊液（CSF）为充满在脑室及脊髓的腔隙中的无色透明液体，对维持脑和脊髓正常的生理功能有重要作用。通过有创性的腰椎穿刺术可取得脑脊液进行相关检查，包括脑脊液压力、细胞计数、葡萄糖、蛋白定量和蛋白电泳检查等，以反映脑内病变性质。当怀疑阿尔茨海默病的病因为中枢神经系统炎症、血管炎或脱髓鞘疾病等时，可在医生指导下进行脑脊液检查，用以鉴别诊断。

如果怀疑为阿尔茨海默病时，可取脑脊液进行阿尔茨海默病相关标志物（Aβ42、T-tau和P-tau181等）检查。当上述3个指标均异常时，高度提示CSF异常是由阿尔茨海默病引起的；当3个指标均处于正常范围内时，可暂时排除阿尔茨海默病的诊断。

虽然脑脊液检查对于阿尔茨海默病的病因诊断至关重要，但因其有创性，且目前全世界尚无关于Aβ42、T-tau和P-tau181等标志物的统一阈值，所以尚无法广泛应用于临床。

第三节　影像学检查

一、阿尔茨海默病的影像学检查有哪些

目前对于怀疑是阿尔茨海默病的患者，常见的影像学检查有头颅核磁共振成像

（MRI）、电子计算机断层扫描（CT）、正子射出断层扫描（PET）、单先子射出
计算机断层扫描（SPECT）等。

二、为何要进行这些影像学检查

也许患者和家属会问，影像学检查一般费用都比较昂贵，是否可以不进行呢？
答案是否定的。影像学检查除了可以给阿尔茨海默病的诊断提供更有力的依据外，
还可以作为排除其他疾病的有力依据。

目前在临床中应用最多的是头颅MRI，除了可以排除一些可治性疾病外，如脑
肿瘤、正常颅压性脑积水等，还可以显示与阿尔茨海默病相关的结构改变，如内侧
颞叶的萎缩和海马容积的减少。而一些特殊序列的MRI，还可以研究更微观的结构
和检测脑内的神经代谢情况。

而在无条件进行头颅MRI检查的情况下，也可以用头颅CT代替。虽然头颅CT
的敏感性和特异性比不上头颅MRI，但也可以用于鉴别肿瘤、血肿、脑积水等。

对经仔细的临床评估和常规影像学检查后，仍难以明确诊断的阿尔茨海默病病
例，此时可进行PET或SPECT检查以帮助诊断，其中最有诊断价值的是Aβ淀粉样物
质显像（如匹兹堡化合物B、11C-PIB）等。

不过，鉴于PET和SPECT的技术要求高且检查费用昂贵，对阿尔茨海默病患者
不常规进行PET和SPECT检查。

第四节　基　因　检　测

一、为何要进行基因检测

遗传因素在阿尔茨海默病中扮演着重要的角色。目前已经确认了早老素1基
因、早老素2基因和淀粉样前体蛋白基因是家族性阿尔茨海默病的致病基因，而家
族性阿尔茨海默病呈常染色体显性遗传。假设父母中有一方被诊断为家族性阿尔茨

海默病，那么子女患阿尔茨海默病的概率为50%，如果父母均被诊断为家族性阿尔茨海默病，那么子女患病的概率将高达75%。而APOE ε4携带者也是散发性阿尔茨海默病的高危人群。虽然基因检查的花费较高，但必要时还是要进行。

二、哪些人要进行基因检测

基因检测虽然对诊断阿尔茨海默病有极大的帮助，但如果对阿尔茨海默病患者不加选择地进行突变基因的筛查，其阳性率低，花费也高。那么哪些人需要进行基因检测呢？

基因检测适用于有明确家族史，且有明显的染色体显性遗传危险的个体。对染色体显性遗传家庭史阿尔茨海默病患者进行已知基因突变的筛查有助于提供特异性诊断，并能发现早期和临床前期的阿尔茨海默病患者。

三、阿尔茨海默病需要检测哪些基因

虽然全基因组关联分析发现，大约有20种基因突变与阿尔茨海默病的发病存在不同程度的联系，但目前常检测的基因分别有位于第14号染色体上的早老素1基因、第1号染色体上的早老素2基因和第21号染色体上的淀粉样前体蛋白基因。

此外，APOE ε4基因型检测可用于MCI患者的危险分层，预测其向阿尔茨海默病转化的风险，所以对于有家族史的MCI患者也可以检测APOE ε4基因是否有突变。但值得注意的是，APOE ε4基因携带者不一定会成为阿尔茨海默病患者，且其他痴呆类型中APOE ε4基因的携带率也很高。

知识链接：

推荐有明确家族史的个体尽早进行基因检测以明确是否携带致病基因，有利于早期干预。

基因诊断应在专业的、有资质的检测机构进行，以确保检测的准确性。

第五节　其 他 检 查

一、脑电图检查

脑电图（electroencephalogram，EEG）是通过精密的电子仪器，从头皮上将脑部的自发性生物电位加以放大记录而获得的图形，是通过电极记录下来的脑细胞群的自发性、节律性电活动。EEG检查包括常规脑电图监测、动态脑电图监测、视频脑电图监测。脑电图对于鉴别正常老化和痴呆有较好的辅助诊断价值，其中定量脑电图对于鉴别不同种类的痴呆有一定帮助。

但目前EEG对痴呆诊断的敏感性和特异性范围差异大，尚不能作为常规认知功能损害的初步筛查方法。

二、脑组织活检

脑组织活检是阿尔茨海默病临床诊断中最后选择的方法，原因如下：确诊率不高，有研究报道其确诊率为57%。还可能有严重并发症，包括麻醉意外、出血感染，甚至死亡等。所以进行脑组织活检前要评估风险与获益，并取得家属同意。

目前已经发现嗅黏膜Tau蛋白病理改变与阿尔茨海默病患者和轻度认知功能损害患者具有高度相关性。出现痴呆或认知功能损害，可选择嗅黏膜作为活检部位。

第十二章　如何诊断阿尔茨海默病

众所周知，阿尔茨海默病是最常见的痴呆类型，而目前尚无治愈的方法。而除了阿尔茨海默病之外，许多神经系统疾病或非神经系统疾病也可以导致痴呆，其中包括部分可治性痴呆，如正常颅压性脑积水、维生素B_{12}缺乏等。一旦被诊断为阿尔茨海默病，必对患者及其家属生活带来很大影响，故如何正确地诊断阿尔茨海默病尤为重要。本章将为大家详细讲述主观认知功能障碍、轻度认知行为异常、痴呆早期识别信号、阿尔茨海默病诊断流程及诊断标准等内容。

一、什么是主观认知功能损害

主观认知功能损害（subjective cognitive impairment，SCI），或主观记忆损害（subjective memory impairment，SMI）、主观认知功能减退（subjective cognitive decline，SCD）是指个体主观上，也就是自己觉得自己的记忆或认知功能减退，而客观检查没有明显的认知功能障碍，即中老年人自觉记忆减退而没有明确病因。SCI在老年人中的发生率为25%～56%，而且随着年龄增加而增加，与教育水平成反比。最新的研究表明，SCI不仅预示着认知功能的减退，而且是阿尔茨海默病的危险因素之一。所以，一旦自觉记忆或认知功能减退，可到记忆门诊寻求帮助。

二、什么是轻度行为异常

阿尔茨海默病的首发症状主要是近期记忆力下降，然而也有研究认为，部分阿尔茨海默病的发病也有可能从行为异常开始。那什么是轻度行为异常呢？轻度行为异常指的是中老年时期出现的显著的精神行为异常，但是没有明显的认知障碍。轻度行为异常这一概念的提出有利于发现早期的阿尔茨海默病患者，但一部分研究者担心这也有可能造成过度诊断，增加筛选者、阳性者的恐慌，毕竟阿尔茨海默病目前尚无治愈方法。不过，如果自觉行为异常显著且影响日常生活等，建议及时就诊寻求专科医生帮助。

三、阿尔茨海默病的十大危险信号与正常衰老的区别

1. 记忆力减退影响生活

近事遗忘是阿尔茨海默病最常见的早期症状，除此之外，还包括忘记重要的日期和活动，反复询问同样的问题，重复购物，重复服药等。上述症状反复出现且事后往往无法回忆。

正常衰老只是偶尔想不起约会或者记不清名字，事后能回忆起来。

2. 无法胜任原本熟悉的事务

阿尔茨海默病患者经常会发现自己无法完成原本很熟悉的事务，如做饭、开车去熟悉的地方、打电话、玩熟悉的游戏等。

正常衰老只是偶尔记不住某个步骤或者本来要说的话，细想能想起。

3. 言语表达或书写出现困难

阿尔茨海默病患者会经常忘记简单的词语或者出现找词困难的情况，导致谈话突然停止或者突然间不知道如何继续谈话、重复地自言自语等。由于他们忘记了很多词语，所以经常会出现一些情况，如当你给他一支笔的时候，他没办法说出这是笔，只能说"可以用来写字"；他们找不到牙刷了，求助的时候只会说"放到嘴巴里的东西"，而不能说出"牙刷"这个词。

正常衰老只是有时会出现找词困难的情况，大部分时间是正常的。

4. 对时间地点感到混淆

阿尔茨海默病患者会记不住季节、日期、地点等。他们有时候在家附近的公园散步，结束后怎么也找不到回家的路，也不知道自己身在何处；或者在家里找不到厕所。当别人问他今天是几号的时候，患者往往回答不上来。

正常衰老只是偶尔会想不起今天是星期几或者自己本来打算去哪里。

5. 判断力减弱或消失

阿尔茨海默病患者都会经历判断力或决策力逐渐下降的过程。如：他们会失去对金钱价值的判断力，常常将一大笔钱给专职诈骗者；他们在个人梳洗或者保持个

人清洁方面有障碍，没办法正确地穿衣服，把衣服反着穿或者夏天披棉袄、冬天穿短袖；个别患者还会用脏抹布洗脸，用红酒洗手等。

正常衰老只是偶尔会做出某个不恰当的决定。

6. 抽象思维障碍

抽象思维作为一种重要的思维类型，具有概括性、间接性和超然性的特点，简而言之就是透过具体的现象看到事物的本质。阿尔茨海默病患者常常会出现抽象思维障碍，如面对五颜六色的苹果、香蕉、橙子、西瓜等，患者没办法说出它们的共性都是水果。再如，他们会对数字失去概念，也不知道该如何应用数字。

正常衰老只是偶尔会出现不知道银行卡余额及支出情况等情况。

7. 东西摆放错乱且失去寻找的能力

阿尔茨海默病患者可能会把东西摆放错乱导致丢了东西无法找回，而他们可能会因此指责身边人偷窃，这种情况会随着时间的推移越来越频繁。如，患者会把熨斗放在冰箱里，把钥匙放在鞋子里，等等。

正常衰老只是偶尔会不记得把家里的物品（如钥匙）放在哪里，但一般事后能找回。

8. 情绪和行为的改变

阿尔茨海默病患者情绪波动较大，上一秒还是心平气和，下一秒就烦躁不安，对家属拳打脚踢；上一秒还很高兴，下一秒就泪流满面，而且找不到导致情绪变化的原因。

正常衰老只是偶尔会出现心情低落或心烦意乱等情况，但自我调整后可恢复。

9. 个性的改变

患上阿尔茨海默病后，原本很有礼貌的人总喜欢用脏话骂人，原本性格平和的人变得执拗、歇斯底里、处处与家属作对，原本爱干净的人变得不修边幅。他们变得困惑、多疑、易激惹、恐惧，常常怀疑家属偷了自己的钱财或者家属要害自己。

正常衰老只是随着年龄的增加，性情或多或少会出现某些改变，但都在可理解的范围内。

10. 失去动力与激情

阿尔茨海默病患者往往变得很消极，喜欢沉浸在自己的世界里，如成天坐在电视机前，没事总爱睡觉，以前喜欢的事情也不再热衷，不喜欢搭理人，开始从爱好、社交活动、工作项目或运动中脱身。

正常衰老只是偶尔会对工作和社交产生厌倦，但经过自我调整后状态一般都可以恢复。

四、早期诊断阿尔茨海默病的意义

很多人对阿尔茨海默病的认识存在误区，认为阿尔茨海默病反正治不好，于是讳疾忌医，不去就诊了。其实这是一种十分错误的认识。阿尔茨海默病是一个渐进的过程，部分轻、中度患者经过治疗会延缓疾病的进展，恢复部分功能。而很多抗阿尔茨海默病药物在临床试验中失败，主要原因就是入组试验患者的病程已经处于比较晚的阶段，此时进行药物干预的效果不明显。所以，唯有早期诊断，才能早期干预，而越早治疗，患者获益越多。

五、阿尔茨海默病的诊断流程

（1）患者出现进行性记忆下降或日常行为异常，可以去开设有记忆门诊的医院就诊。

（2）专科医生通过详细的病史采集（主要是针对认知功能、日常生活能力及精神行为异常等方面）加上神经心理量表评定来确定患者是否为痴呆及痴呆的严重程度。

（3）结合病史特点、神经系统检查及辅助检查（体液检查、影像学检查、基因检查等）排除其他病因引起的痴呆。

（4）根据阿尔茨海默病的诊断标准确定是否为阿尔茨海默病。

六、阿尔茨海默病最常用的诊断标准

目前应用最广泛的阿尔茨海默病诊断标准是由美国国立神经病语言障碍卒中

研究所和阿尔茨海默病及相关疾病学会（NINCDS-ADRDA）于1984年制定的，简称NINCDS-ADRDA诊断标准。该诊断标准主要是以排除诊断为主，其敏感性为81%，特异性为70%。2011年美国国家衰老研究所和阿尔茨海默病协会对此诊断标准进行了修订，称为NIA-AA源性痴呆诊断标准（简称NIA-AA诊断标准）。新标准最大的亮点是将阿尔茨海默病视为一个包括轻度认知功能障碍在内的连续的疾病过程，并将生物标志物纳入阿尔茨海默病痴呆的诊断标准中，以便在研究中应用。阿尔茨海默病痴呆的核心临床标准将会继续成为临床实践工作中阿尔茨海默病诊断的基石，而生物标志物证据将会增加阿尔茨海默病痴呆病理生理学诊断的特异性。NIA-AA诊断标准具体内容如下。

（一）痴呆核心临床标准

当有以下认知或行为（精神神经的）症状时即可诊断为痴呆。

（1）工作能力或日常生活能力受到影响。

（2）比以往的功能和表现水平有所下降。

（3）无法用谵妄或主要的精神障碍解释。

（4）通过以下两者的结合来判断患者的认知损害。

1）来自患者或知情者的病史采集。

2）客观的认知评价——简易的精神状态检查或神经心理学测试。

当常规的病史采集和简易精神状态检查无法形成确切的诊断时，应该进行全面的神经心理学测试。

（5）包括以下至少两个领域的认知或行为损害。

1）学习并记住新信息的能力受损，症状包括：重复问题或谈话，乱放个人财物，忘记重要的事情，在一个熟悉的路线上迷路等。

2）推理能力和处理复杂任务的能力受损，判断力差，症状包括：对安全隐患的理解力差，无法管理财务，决策制订能力差，无法规划复杂或连续的活动。

3）视空间能力受损，症状包括：不能识别面孔或常见物品，尽管有好的视力但不能通过直接观察找到物品，不能操作简单的工具，穿衣定向障碍等。

4）语言功能障碍（说、读、写），症状包括：说话时找词困难，犹豫不决，语音、拼写或书写的错误。

5）人格、行为或举动改变，症状包括：异常的情绪波动，如激动不安、淡漠，对以往活动的兴趣减低，失去同理心，强迫观念行为，与社会相悖的行为等。

（二）疑为阿尔茨海默病痴呆的核心临床标准

有以下所述的任一种情况，即可诊断为疑为阿尔茨海默病痴呆。

1．非典型病程

非典型病程的患者符合阿尔茨海默病痴呆核心临床诊断标准的认知功能损害的特点，但认知功能损害是突然发作的，或者病史详情表现不充分及客观认知进行性下降的证据不足。

2．病因混合的表现

满足阿尔茨海默病痴呆的所有核心临床标准，但具有下列证据：伴有脑血管病，其定义是有与认知障碍起病或恶化短暂相关的脑卒中病史；存在多发或广泛梗死，或严重的白质高信号病灶；有路易体痴呆特征，与痴呆本身不同；有其他神经学疾病的证据，或非神经学的医学共病，或有对认知造成严重影响的药物应用证据。

（三）高度疑为阿尔茨海默病痴呆的核心临床标准

当患者符合前述的痴呆标准，并具有以下所述的情况，即可诊断为高度疑为阿尔茨海默病痴呆。

（1）起病隐袭，症状在数月至数年中逐渐出现，而不是数小时或数天间突然发生。

（2）通过报告或观察得到的明确的认知损害病史。

（3）在病史和检查中，起始的和最突出的认知障碍在以下某一范畴中表现明显。

1）遗忘性表现，这是阿尔茨海默病痴呆最常见的表现。障碍应包括学习及回忆最近了解的信息受损。如前所述，至少还有一个其他认知领域中有认知功能障碍的症状。

2）非遗忘性表现：

①语言表现，最突出的是找词困难。其他认知领域也应该存在障碍。

②视空间功能表现，最突出的是空间认知障碍，包括物体失认、面部识别受损、图像组合失认和失读。其他认知领域也应该存在障碍。

③执行功能障碍，最突出的是推理、判断和解决问题能力受损。其他认知领域也应该存在障碍。

（4）当存在下列证据之一时不应该诊断为高度疑为阿尔茨海默病痴呆：伴确凿的脑血管病，有与认知障碍起病或恶化时相关的脑卒中病史；存在多发或广泛梗死，或严重的白质高信号病灶；有路易体痴呆的核心特征，与痴呆本身不同；有行为变异性额颞叶痴呆的显著特征；有语义变异性原发性进行性失语或非流利变异性原发性进行性失语的显著特征；有另外的同时发生的、活动的神经学疾病，或非神经学的医学共病，或有对认知造成严重影响的药物应用证据。

第十三章　阿尔茨海默病的鉴别诊断

痴呆（dementia）是指器质性疾病引起的一组严重认知功能损害或衰退的临床综合征，可出现记忆、思维、行为和人格障碍等进行性加重，可伴随精神和运动功能症状，损害达到影响患者职业、社会功能及日常生活能力的程度。众所周知，阿尔茨海默病是最常见的痴呆类型，目前尚无治愈方法，唯有减缓疾病的进展。然而，有些类型的痴呆，如营养代谢障碍所致的痴呆，运用对因治疗却能达到很好的疗效。故在诊断的过程中将阿尔茨海默病与其他类型痴呆鉴别显得尤为重要。本章将为大家讲述阿尔茨海默病的常见鉴别诊断有哪些。

一、假性痴呆

假性痴呆大都是伴随意识障碍而出现的暂时性脑机能障碍，并非真正的智能缺损，它常突然发生，也可突然消失，一般维持时间较短。表现为智能缺损的程度不如痴呆严重，且智能障碍不一致，如患者对简单问题不能正确回答，但对复杂的问题反而可正确回答。假性痴呆多由强烈的精神创伤引起，其智能障碍通过适当的治疗和处理，在短期内可以完全恢复正常。

如何区分假性痴呆与痴呆

在临床工作中，要诊断假性痴呆，首先要将其与痴呆鉴别，两者的鉴别可参考表13-1。

表13-1　假性痴呆与痴呆的鉴别

假性痴呆	痴呆
临床病程与病史	
家属意识到患者的功能障碍	家属经常不知晓患者功能障碍的程度
起病日期可能有一定的精确性	多数是隐匿起病，无法确定起病日期
起病后症状迅速进展	起病后症状经常缓慢进行性发展
既往精神功能障碍常见	既往精神功能障碍不常见

假性痴呆	痴呆
主诉与临床表现	
患者通常主诉许多认知功能丧失	患者通常几乎不主诉认知功能丧失
患者强调无力	患者掩饰无力
患者即使完成简单的任务也几乎不用力	有些简单的任务患者需努力去做
患者通常显现出强烈痛苦感	患者经常表现得漠不关心
情感改变经常是普遍的	情感不稳定或肤浅
行为经常与认知障碍严重不一致	行为通常与认知障碍严重一致
夜间功能障碍加重不常见	夜间功能障碍加重常见
问诊时典型的回答"不知道"	问诊时常回答"几乎未发现"
近期与远期事件的记忆丧失同等严重	近期事件记忆丧失要比远期事件严重

二、血管性痴呆

（一）血管性痴呆的概述

血管性痴呆（vascular dementia，VaD）是指缺血性、出血性脑血管病引起的脑损害所致的痴呆，是老年期痴呆的第二位原因，仅次于阿尔茨海默病，占老年期痴呆的20%～30%。世界上绝大部分流行病学研究表明，阿尔茨海默病的患病率高于血管性痴呆，但日本的一些研究认为，日本人中血管性痴呆更常见。

血管性痴呆不是单一的疾病实体而是一大类疾病的总称，根据病灶特点和病理机制的不同，临床上将血管性痴呆分为多种类型，主要包括：多发梗死性痴呆（multi-infarct dementia，MID）、关键部位梗死性痴呆（strategic infarct dementia，SID）、分水岭梗死性痴呆（dementia with border-zone infarction）、出血性痴呆、皮质动脉硬化性脑病（binswanger disease）及伴有皮质下梗死和白质脑病的常染色体显性遗传性脑动脉病（CADASIL）。

（二）血管性痴呆的临床表现

血管性痴呆多在60岁以后起病，起病相对较急，一般是在某次脑卒中后出现，呈阶梯式加重。血管性痴呆患者的认知障碍常有波动，这种波动可能是由脑血管代偿或发作性意识模糊所致。但部分皮质下小血管病导致的痴呆可以缓慢起病，持续进展，临床上缺少明确的脑卒中病史。血管性痴呆患者的认知功能表现为执行功能受损显著，如制定目标、计划性、主动性、组织性、抽象思维及解决冲突的能力下降，常有近期记忆力和计算力下降。患者可伴有表情淡漠、少语、焦虑、抑郁或欣快等精神症状。

血管性痴呆患者的临床表现与其类型及梗死部位密切相关，常常出现病变血管累及区域相应的局灶性神经功能缺损症状及体征。

（三）如何区分阿尔茨海默病与血管性痴呆

血管性痴呆起病多迅速，呈阶梯性变化，并有明显的局灶性神经系统体征，常与阿尔茨海默病同时混合发生。两者鉴别有时十分困难，常使用Hachinski缺血量表（表13-2）评分来鉴别阿尔茨海默病与血管性痴呆。

表13-2　Hachinski缺血量表

项目	否	是
（1）急性起病	0	2
（2）阶梯或恶化	0	1
（3）波动性病程	0	2
（4）夜间谵妄	0	1
（5）人格相对保留	0	1
（6）抑郁症状	0	1
（7）躯体性不适的主诉	0	1
（8）情感控制力减弱	0	1
（9）既往高血压病史	0	1
（10）既往脑卒中病史	0	2
（11）伴有动脉硬化	0	1
（12）神经系统局灶性症状	0	2
（13）神经系统局灶性体征	0	2

Hachinski缺血量表总分评定：满分为18分。评分越高，为血管性痴呆的可能性越大。一般低于4分考虑为阿尔茨海默病，高于7分考虑为血管性痴呆。

除了用Hachinski缺血量表法来鉴别阿尔茨海默病与血管性痴呆外，还可以大致用表13-3来简单鉴别这两者。

表13-3　阿尔茨海默病与血管性痴呆的鉴别要点

	阿尔茨海默病	血管性痴呆
性别	女性多见	男性多见
病程	进展性，持续进行性进展	波动性进展
自觉症状	少	常见，头痛、眩晕、肢体麻木等
认知功能	全面性痴呆，人格崩溃	斑片状损害，人格相对保留
伴随症状	精神行为异常	局灶性神经系统症状及体征
CT/MRI	脑萎缩	脑梗死灶或出血灶
PET/SPECT	颞、顶叶对称性血流低下	局限性、非对称性血流低下

三、额颞叶痴呆

额颞叶痴呆（frontotemporal dementia，FTD）是一组与额颞叶变性有关的非阿尔茨海默病痴呆综合征，其临床表现和病理学特征均具有明显的异质性。行为异常型FTD（bvTID）主要以人格和行为改变为主要特征，原发性进行性失语（primary progressive aphasia，PPA）主要以语言功能隐匿性下降为主要特征。原发性进行性失语可分为进行性非流利性失语（progressive non-fluent aphasia，PNFA）和语义性痴呆（semantic dementia，SD）。

FTD的发病年龄在45～70岁，绝大部分患者在65岁以前发病，无明显的性别差异。隐袭起病，逐渐进展。临床上以明显的人格改变、行为改变和语言障碍为特征，可以合并帕金森综合征和运动神经元病症状。

bvFTD是最常见的FTD类型。人格、情感和行为改变出现早且突出，并贯穿于疾病的全过程。患者常常表现为固执、易激惹或情感淡漠，并逐渐出现过度饮食、性欲亢进等异常行为，变得对外界漠然、毫无同情心等。而部分患者会出现额颞叶痴呆特征性的Kluver-Bucy综合征，主要表现为口部过度活动，如将拿到手的任何东西都放进口中试探；易饥饿、过度饮食等食性改变；性行为增加；迟钝、淡漠等。随着疾病的进展，FTD患者会出现认知功能障碍，但与阿尔茨海默病不同，FTD患者的记忆障碍往往较轻微，而行为、判断和语言能力障碍较明显。

PPA中的PNFA主要表现为语言表达障碍、语言减少、找词困难等，患者日常对话能力下降，变得不愿意交谈，喜欢听而不喜欢说，最后变得缄默不语，但患者理解力相对保留。SD以语义记忆损害出现最早，也最严重为特点，表现为患者的语言流利、语法正确，但是不能理解单词含义，语言不能被别人理解，伴有不同程度的面孔失认，命名性失语是其特异性表现。如，患者不记得"钢笔"这个词，仅能说出这是一种能用来写字的工具；患者不能说出"钥匙"，仅能说出这是用来开门的工具。

FTD目前尚无治愈的方法，主要靠对症治疗，并且使用乙酰胆碱酯酶抑制剂通常无效，预后较差，病程一般为5～12年，患者多死于肺部感染、泌尿系感染等并发症。

额颞叶痴呆与阿尔茨海默病可以用表13-4来进行简单鉴别。

表13-4　额颞叶痴呆与阿尔茨海默病的鉴别要点

行为	额颞叶痴呆	阿尔茨海默病
自知力丧失	常见，早期即出现	常见，晚期出现
摄食改变	食欲旺盛，酷爱碳水化合物类	厌食、体重减轻更常见
刻板行为	常见	罕见
言语减少	常见	疾病晚期出现
失抑制	常见	可见，但程度较轻
欣喜愉快	常见	罕见
情感淡漠	常见，严重	常见，不严重

行为	额颞叶痴呆	阿尔茨海默病
自我照料能力差	常见	较少，疾病晚期出现
记忆损害	疾病晚期才出现	早期出现，严重
执行功能障碍	早期出现，进行性加重	大部分患者晚期才出现
视空间能力	相对保留	早期受累
计算能力	相对保留	早期受累

四、路易体痴呆

路易体痴呆（dementia with Lewy body，DLB）是一种以波动性认知功能障碍、丰富生动的视幻觉及帕金森综合征为主要临床表现的神经系统变性疾病。

（一）波动性认知功能障碍

阿尔茨海默病是渐进性恶化，而DLB的临床表现具有波动性。患者常突发短暂的认知障碍，可持续几分钟，几小时或几天，之后又戏剧般地恢复。如：患者在和别人正常对话时突然愣住，两眼发直，几小时后又突然好转。患者本人对此的描述是"忽然之间什么都不知道了，如同坠入云里雾里"。而知情者或家属对此的描述是患者记性时好时坏。阿尔茨海默病的认知障碍主要表现在记忆力障碍，而DLB的认知障碍常表现为执行功能障碍和视空间障碍，如患者在吃饭间隙去洗手间，出来后无法找到回餐桌的路。

（二）丰富生动的视幻觉

大部分DLB患者在疾病早期就有视幻觉，80%的DLB患者有持续性视幻觉。视幻觉的内容往往鲜明生动，但不一定是痛苦恐怖的幻觉，有时甚至是愉快的幻觉，以至患者乐意接受。视幻觉通常在夜间出现，幻觉的对象多是患者熟悉的人物或动物，这些视觉形象往往是活动的、会说话的或发出声音的，偶尔也有扭曲变形的。患者对视幻觉往往无自知力，且约半数有视幻觉的患者会伴随被害妄想。而阿尔茨海默病患者的视幻觉通常是短暂的，而且对患者的情感和行为影响较小。

（三）帕金森综合征

DLB的首发症状一般是认知功能障碍，同时伴有轻微的运动症状，比如运动迟缓、肌张力增高和静止性震颤，但与典型的帕金森病相比，DLB的静止性震颤常常不太明显。几乎所有的痴呆患者晚期都会出现帕金森综合征，但早期极少出现。早期出现帕金森综合征是诊断DLB的重要依据。

除了认知功能障碍、明显的视幻觉和帕金森综合征，DLB患者还会出现睡眠障碍、自主神经功能紊乱和性格改变等，其中快速眼动睡眠行为障碍被认为是DLB最早出现的症状，如患者在快速眼动睡眠期会出现肢体运动和梦呓等。自主神经功能紊乱常见的临床表现有晕厥、体位性低血压、性功能障碍、便秘、尿潴留、多汗、少汗、眼干、口干等。

DLB目前尚无治愈方法，主要靠对症治疗，乙酰胆碱酯酶抑制剂对于改善认知有较好疗效。本病预后不佳，寿命预期为5～7年，较阿尔茨海默病短。

五、帕金森病痴呆

帕金森病（Parkinson's disease，PD）即震颤麻痹（paralysis agitans），是中、老年人的慢性神经系统变性疾病。英国医生James Parkinson于1817年首先对此病进行了详细的描述，故得此名。该病属原发性中枢神经系统变性疾病，可散在发病，也可家族遗传发病，是一种缓慢发生的以运动迟缓、肌强直、静止性震颤和姿势障碍为主要临床表现的疾病。

帕金森病痴呆（Parkinson's disease dementia，PDD）是指帕金森病患者的认知损害达到痴呆的程度，诊断PDD的前提条件是该患者必须首先诊断为特发性帕金森病。研究表明，在帕金森病患者中，大约有30%的患者会出现PDD，是正常同龄人的4～6倍。而主要的危险因素包括高龄、严重的运动障碍和基线认知功能障碍。帕金森病患者出现PDD通常在运动症状出现10年甚至更长时间以后才出现。相对于其他认知领域的损害，PDD患者的执行功能受损尤为严重。PDD患者的短时记忆、长时记忆能力均有下降，但严重程度比阿尔茨海默病轻。

六、其他类型痴呆

除了上述几种常见的痴呆类型以外，还有感染所致痴呆（如克雅病、艾滋病所致痴呆、麻痹性痴呆、神经钩端螺旋体感染、莱姆病、病毒性脑炎、细菌性脑炎、真菌性脑炎、慢病毒脑病等）、营养代谢性痴呆（如维生素B_1缺乏性痴呆、维生素B_{12}缺乏性痴呆、叶酸缺乏性痴呆等）、躯体疾病所致的痴呆（慢性呼吸衰竭所致痴呆、尿毒症所致痴呆、肝性脑病性痴呆、甲状腺功能减退性痴呆等）、中毒性痴呆（铅中毒、汞中毒、砷中毒、慢性有机磷农药中毒、巴比妥类药物中毒、慢性酒精中毒、迟发性一氧化碳中毒性脑病等）、匹克病痴呆、亨廷顿病性痴呆、正常颅压性脑积水所致痴呆等。另外，以下疾病也可导致痴呆，如脱髓鞘疾病、脑淀粉样血管病、类肉瘤、帕金森叠加综合征（如皮质基底节变性、进行性核上性麻痹）、肝豆状核变性、苍白球黑质色素变性、进行性多灶性白质脑病、抑郁和其他精神疾病、桥本脑病、Bechet's氏病、多发性硬化、脑肿瘤、副肿瘤综合征等。

痴呆的类型及病因多样，预后跟病因有着密切的联系，所以在诊断阿尔茨海默病的过程中一定要注意鉴别，降低误诊率与漏诊率。

第十四章　如何使用量表进行痴呆评估

第一节　适合自我评估的量表有哪些

简易痴呆自评量表操作简单，省时且方便使用，有利于患者在家属协助下进行自测，及早发现认知问题，做到早诊断、早治疗、早获益！

一、画钟测试

画钟测试（clock drawing test，CDT）是一项在国内外被广泛运用于痴呆患者认知功能损害筛查的工具，有助于快速发现早期老年痴呆患者。画钟测试看似简单，却考察了人的记忆力、理解力、空间结构和执行功能等多项认知功能。

测试要求：

（1）请受试者在纸上画一个钟面。

（2）在钟面正确的位置上标记刻度和数字。

（3）将指针指向8点20分。

测试需要受试者在 10 分钟内独立完成，身边的人不能给予提示。

评分：

第一步：画出一个封闭的圆（表盘），得1分。

第二步：12个数字均没有漏掉，得1分。

第三步：数字的位置和顺序准确，得1分。

第四步：能准确地标注出8点20分，得1分。

结果评定：

4分，正常；3分，基本正常或轻度痴呆；2分，中度痴呆；1分或0分，重度痴呆。根据我国国情，文化程度低的受试者可能表现较差，需结合文化程度加以考虑。

如果受试者无法完成这样一个简单的测试，建议家属带受试者到医院就诊。同时，测试的结果不能代表临床的疾病诊断，有些症状比较轻的老年痴呆患者可能也能够完成这项测试，但并不代表他的认知功能全部正常。

二、记忆障碍自评量表

患者根据自身情况如实回答记忆障碍自评量表（表14-1）中的8个问题，如果回答"是"有2个或2个以上，提示认知功能可能出现问题，需尽快就诊；如果回答"是"少于2个，则罹患痴呆的可能性较低。如果仍不放心，也可到医院就诊。

请注意：该量表不能用来诊断疾病，其结果并不能代替专科医生的专业诊查而做出痴呆的诊断，只能用来确定是否需要就诊。

表14-1　记忆障碍自评量表

项目	是，有变化	无，没变化	不知道
1. 判断力出现问题（如做决定存在困难、财务决定错误、思考障碍等）			
2. 兴趣减退，爱好改变，活动减少			
3. 不断重复同一件事（如总是问相同的问题、重复讲同一件事或者同一句话等）			
4. 学习使用某些简单的日常工具或家用电器、器械有困难（如VCD、电脑、遥控器、微波炉等）			
5. 记不清当前月份或年份			
6. 处理复杂的个人经济事务有困难（如忘了如何交付水费、电费、煤气费、账单等）			
7. 记不住和别人的约定			
8. 日常记忆和思考能力出现问题			
总分			

注："是，有变化"表示近几年来存在因任职（记忆和思考）问题而引起的变化。

第二节　常见的痴呆评估量表有哪些

引起痴呆的原因不同，产生的认知损害也不同。目前用于评估痴呆的量表有多种，本节主要介绍几种常用的评估量表及适应范围，受试者可在医生或家属协助下选择合适的量表进行评估。

一、简易精神状态评估量表（mini-mental state examination, MMSE）

MMSE量表是国内外公认的痴呆初筛量表，操作方便，计分简单，检测项目含有记忆、计算、视空间、定向等10项，满分30分。依据受教育程度的高低，界定为痴呆的分数有所不同：文盲 ≤ 17分，小学 ≤ 20分，中学 ≤ 22分，大学及以上 ≤ 23分。MMSE量表对于识别正常老人与痴呆患者有较大的价值。

二、蒙特利尔认知评估量表（Montreal cognitive assessment, MOCA）

MoCA量表是以MMSE量表为基础，为筛查轻度认知功能损害患者设计的一个量表。MoCA量表满分为30分，如果得分低于26分，应注意轻度认知功能损害。但此检查同样与受教育程度相关，当受教育年限 ≤ 12年时，则在测试结果上加 1 分。目前该量表主要用于认知功能损害的早期筛查。

三、阿尔茨海默病评估量表认知部分（Alzheimer's disease assessment scale-cog, ADAS-Cog）

ADAS-Cog从记忆、语言、操作能力和注意力4个方面评估认知能力，共分12个条目，即语词回忆、命名、执行指令、结构性练习、意向性练习、定向力、词语辨认、回忆测验指令、口头语言表达能力、找词能力、语言理解能力和注意力。其评分范围为0 ~ 75分，可反映痴呆的严重程度及治疗变化，分数越高表明认知受损越重，常用于轻、中度痴呆的疗效评估。

四、临床痴呆评定量表（clinical dementia rating scale，CDR）

CDR量表主要对痴呆患者认知功能和社会生活功能损害的严重程度进行分级。评估受试者记忆、定向、解决问题、社交事务、家庭生活与生活自理6个方面的表现。按严重程度分为5个等级：0表示健康，0.5表示可疑痴呆，1表示轻度痴呆，2表示中度痴呆，3表示重度痴呆。

五、总体衰退量表（global deterioration scale，GDS）

GDS主要根据患者的认知功能和社会生活功能对痴呆的严重程度进行分级，可用于全面评估受试者和痴呆患者的认知功能减退，也用于临床试验时对痴呆自然病程的分级评定，对痴呆患者的诊断、治疗和护理有参考意义。

GDS将认知功能分为7期：①无认知减退。②非常轻微的认知减退。③轻度认知减退。④中度认知减退。⑤重度认知减退。⑥严重认知减退。⑦极严重认知减退。量表的内容有：记忆功能、工具性日常生活能力、人格和情绪变化、日常生活能力和定向力。

六、其他量表

Rey听觉词语学习测验、California词语学习测验、WHO-UCLA词语学习测验、韦氏记忆量表逻辑记忆分测验等主要用于评估患者情景记忆能力。波士顿命名测验（Boston naming test）、词语流畅性测验（verbal fluency test）和北京医院汉语失语症检查法主要用于评估患者的语言能力。临摹交叉五边形或立方体、Rey—Oster Reith复杂图形测验、韦氏成人智力量表（Wechsler Adult Intelligene Scale，WAIS）积木测验和重叠图形测试等主要用于评估患者的执行能力。阿尔茨海默病日常活动能力（ADCS-ADL）量表主要用于评估患者的日常活动能力。

［参考文献］

［1］曹岩菁，林萍，金牡丹，等，2016．画钟实验和图片记忆测试在识别老年认知功能障碍中的临床应用［J］．中华全科医学，14（10）：1660-1662．

［2］董艳娟，2016．中文版蒙特利尔认知评估量表和简易精神状态量表对老年帕金森病患者认知功能的评估［J］．中国临床保健杂志，19（2）：144-146．

［3］韩恩吉，王翠兰，2011．实用痴呆学［M］．山东科学技术出版社．

［4］贾建平，王荫华，张振馨，等，2011．中国痴呆与认知障碍诊治指南（三）：神经心理评估的量表选择［J］．中华医学杂志，91（11）：735-741．

［5］金亚菊，李蕊，魏鲁刚，2009．简易智能精神状态检查量表在老年痴呆患者中的应用研究［J］．中国老年保健医学，7（4）：46-47．

［6］李霞，肖世富，李华芳，等，2010．轻度认知功能障碍、轻度阿尔茨海默病和正常对照老人的ADAS-Cog中文版评分比较［J］．中国心理卫生杂志，24（6）：425-429．

［7］于涵秋，2016．"画钟法"快速发现老年痴呆［J］．家庭医药．快乐养生，（12）：54-55．

第十五章 阿尔茨海默病应该注意的伦理问题和法律问题

我们或许会十分苦恼，阿尔茨海默病患者除了有记忆力下降、无法独自生活起居等问题外，还会引起一系列的伦理问题和法律问题。患者的自主决策权也会慢慢受影响，到疾病后期甚至无法做出对自己负责任的决定；会逐渐退出家庭生活决定权的中心；无法参与亲友们的生活，丧失独立生活起居的能力；无法判断自己正在接受的治疗和训练，签署一些文件则变得尤为困难。这些都让我们心痛不已，但同时我们也要深思，如何去应对这些伦理问题和法律问题。

一、有哪些需要注意的伦理问题

相关伦理问题有：照料伦理问题（包括医疗照料伦理问题和非医疗背景照料伦理问题）、公民其他基本权利保障、参与临床前期试验或参与临床治疗所涉及的伦理问题。需要患者引起注意的主要是照料伦理问题和参与临床试验相关的伦理问题。参与临床试验相关的伦理问题将在下一章节详细介绍，本章不做赘述。

二、需要注意哪些照料问题

在照顾患者方面，我们总是希望能做到最好，努力满足患者的需求，让患者处于最舒适的状态。对于普通患者，采用询问、沟通的方式就可以做到。但阿尔茨海默病患者不同，其理解、表达等方面的问题会让医务工作人员和家属不知所措。这就需要患者在尽可能早的阶段思考相关的照护问题并提出需求、作出决策，以备不时之需。

当患者晚期无法主动进食时，希望选择怎样的辅助方式呢？是人工喂养还是鼻饲等方法？又如，在生死弥留之际，患者希望以怎样的方式度过，会选择插管、气管切开吗？类似的问题很多，如果不提前沟通做好相关记录，最亲密的人也许在决策当时也会犹豫不决。患者在认知能力尚可的情况下，了解自己长期的治疗与照护方案，并做出详尽的决策（如同意、拒绝或其他意愿等），有助于家属在关键时刻选择最符合患者需求且最有利于患者的决策。

三、患者还能继续工作吗

在无认知功能减退、非常轻微的认知功能减退及轻度认知功能减退阶段（详见第八、第九章），患者能完成一般的任务，独立生活、工作是没问题的。假如从事的是责任重大的工作，如医务工作者、会计、教师、金融工作者、律师等，应接受残酷的现实，建议患者辞去相关工作，避免可能造成的风险。如前文提到的电影《依然爱丽丝》，女主角爱丽丝教授曾经语言能力惊人，却也不得不因为罹患阿尔茨海默病而放弃这份荣耀的工作。如果从事的是手工劳动或其他风险较小的工作，在力所能及的范围内，仍鼓励患者去做。保留工作能力、维持社会交际，对患者也是一剂良药。一旦患者感觉力不从心，不能按时按质量完成任务，或是处理不好财务等，还是建议停止工作，改用训练等其他方式来维持患者的部分能力。

四、如何应对阿尔茨海默病患者的财务问题

在早期阶段，患者尚能外出购物，独自存取钱，决定资金往来。往后会慢慢失去这些能力，需要人帮助，可能从某个时候开始记住银行卡密码就成了一件困难的事，从银行回来却忘了有没有取钱，不记得曾经的债务问题，或者被不怀好意的人钻空子骗取钱财。而遗嘱问题则更为复杂，如果不事先处理好，家属有可能会在患者去世之后起争执，争夺遗产。这是患者所不愿意看到的。

阿尔茨海默病患者由于智能衰退将逐渐丧失决策能力，需要由家属等其他人来代替。因此，患者有必要做出预先决策，指定信赖的授权人，寻求法律及专业人士帮助，做出合理的、符合自我意愿的相关计划。待病情进展至后期，患者丧失决策能力时，预先决策此时可作为一定的依据。如有可能，可寻求律师帮助患者制订法务计划和财务计划。

五、阿尔茨海默病患者能开车吗

考虑到公共安全和患者的独立能力，专家建议，确诊的阿尔茨海默病患者应停止驾驶汽车。我国公安部出台的《机动车驾驶证申领和使用规定》第十二条规定：有器质性心脏病、癫痫病、美尼尔氏症、眩晕症、癔症、帕金森病、精神病、痴呆及影响肢体活动的神经系统疾病等妨碍安全驾驶疾病的，不得申请机动车驾驶证。

[参考文献]

[1] 国家食品药品监督管理总局，2010. 药物临床试验伦理审查工作指导原则 [Z].

[2] 贾建平，王荫华，蔡晓杰，等，2011. 中国痴呆与认知障碍诊治指南（七）：照料咨询及相关伦理 [J]. 中华医学杂志，91（16）：1081-1083.

[3] 苗迎春，田金洲，柳红芳，2013. 痴呆与认知障碍相关疾病临床诊疗及试验伦理学相关问题探究 [J]. 世界中西医结合杂志，8（10）：1010-1012.

[4] 许重远，周昕熙，胡兴媛，2015. 药物临床试验 伦理审查·广东共识（2014）[J]. 今日药学，（1）：3-4.

[5] 曾令烽，刘军，潘建科，等，2016. 阿尔茨海默病后期患者照料及伦理学问题探讨 [J]. 世界科学技术-中医药现代化，18（5）：749-754.

第三部分

Alzheimer's
Disease

治疗阿尔茨海默病

第十六章　阿尔茨海默病的药物治疗

一、如何治疗阿尔茨海默病

人们认识阿尔茨海默病已有110多年的历史，阿尔茨海默病的药物研发一直是全球的热点问题之一。长久以来，世界各国都投入了巨大的人力、物力、财力进行药物研发和临床研究，各类新药如雨后春笋般不断涌出。然而，在这些药物中，经得起临床与科学检验的屈指可数，大多数都被淹没在历史中了，研发之路似乎陷入了瓶颈期。尽管如此，针对阿尔茨海默病的新药探索永无止境，安全有效的药物一直在路上。

2019年11月2日，国家药品监督管理局批准甘露特钠胶囊上市，用于治疗轻度至中度阿尔茨海默病，改善患者认知功能。甘露特钠胶囊是2003年以来全球首款获批的治疗阿尔茨海默病的新药。甘露特钠胶囊通过重塑肠道菌群平衡，能减轻脑内神经炎症，降低脑内 β 淀粉样蛋白沉积。此外，甘露特钠胶囊在中国开展的Ⅲ期临床试验中，被证明可以稳定、持续地改善认知功能，而且具有潜在疾病修饰作用。

目前投入临床使用的药物以改善或缓解部分症状为主，具有循证医学证据被广泛使用的主要有：乙酰胆碱酯酶抑制剂（如多奈哌齐、加兰他敏、利凡斯的明等）、谷氨酸受体拮抗剂（如美金刚）和钙离子通道拮抗剂（如尼莫地平）。这些药物或多或少对阿尔茨海默病能起到一定的延缓作用，但并不能阻止疾病进展，需配合使用一些治疗并发症（如精神行为异常）的药物。还有一些比较有潜力的药物，如抗氧化剂（如维生素C）、抗炎药物（如阿司匹林）、抗缺氧药物（如都可喜）、改善脑代谢药物（如奥拉西坦）、雌激素、神经生长因子、叶酸、维生素B_{12}等，目前研究尚未成熟，临床应用为时尚早，需要更多的证据支持。降脂药、降压药、降糖药的应用，不仅能控制心血管危险因素对阿尔茨海默病发病的影响，也对阿尔茨海默病本身有所助益。相关疫苗、干细胞治疗等更是拓展了治疗的新思路。

目前，临床上一般都建议采用综合的方式来治疗阿尔茨海默病。通过早期诊断、早期治疗，积极控制危险因素（如高血压病、糖尿病、肥胖、心房颤动等），使用改善认知功能的药物，加上认知康复训练、适时抗精神症状治疗、社会心理干预及科学护理等手段，患者相应的症状可以得到很好地控制，生活质量也能得到较大提升。

二、阿尔茨海默病为何要早期治疗

《世界阿尔茨海默病2016年报告》指出，全球阿尔茨海默病的治疗现状令人担忧，大部分患者没有得到有效的治疗。在高收入国家，仅有50%的阿尔茨海默病患者得到了诊断，然而在中低收入国家这一比例只有10%。在得到诊断的阿尔茨海默病患者中，高收入国家有20%～50%的阿尔茨海默病病例可以接受初级护理并对此进行备案，而中低收入国家这一比例仅为10%。

报告还指出，全球共有4 680万痴呆患者，阿尔茨海默病患者数量在痴呆中占第一位。而我国的痴呆患者位居全球第一位，患者数量依旧在增长。全球用于阿尔茨海默病患者的治疗、护理等方面的花费为8 000多亿美元，我国患者人均花费高达13.2万元人民币，随着年龄的增长，费用会明显增加。这是全球巨大的负担，也是每个阿尔茨海默病家庭无法估量的负担。

上面这些沉重的数字告诉我们，对待阿尔茨海默病决不能简单敷衍，不能认为它只是记忆问题无伤大雅，也不能因其不能根治而消极对待。如果任由疾病发展，到了晚期，患者几乎丧失所有的日常生活能力，终日卧床，无法言语，吞咽困难，大小便失禁，并且常会并发严重感染，此时需要的药物、干预治疗措施、护理费用等大大增加，这些将给患者和家庭带来巨大痛苦，也会给社会带来沉重负担。想要避免这些问题，就必须清楚地认识到早诊断的重要意义。对早期痴呆患者实施药物干预和心理干预可以延缓认知功能减退、增强自主独立能力和提高生活质量，推迟用药及接受各种训练的时间，从而节省一大笔药物、护理费用，即"用在当下，省在今后"。

三、目前用于治疗阿尔茨海默病的药物有哪些

目前为止，美国食品药品监督管理局（FDA）批准了5种药物用于治疗阿尔茨海默病，分别为：多奈哌齐、利凡斯的明、加兰他敏、美金刚、美金刚和多奈哌齐的组合剂。

我国上市的用于治疗阿尔茨海默病的药物有：乙酰胆碱酯酶抑制剂（多奈哌齐、利凡斯的明、加兰他敏）、靶向脑-肠轴的药物（甘露特纳胶囊）、谷氨酸受体拮抗剂（美金刚等）。

乙酰胆碱酯酶抑制剂：由胆碱能损伤学说可知（见第六章），阿尔茨海默病患者胆碱能神经元丢失，相关合成酶活性降低等，造成内源性乙酰胆碱的数量减少，对人的学习记忆和认知活动造成许多影响。乙酰胆碱酯酶抑制剂的功能是抑制乙酰胆碱酯酶的活性，进而延缓乙酰胆碱的水解速度，间接提高乙酰胆碱的浓度，从而发挥治疗阿尔茨海默病的作用。

靶向脑-肠轴的药物：肠道菌群失调可引起系统性炎性反应，破坏血脑屏障，在菌群异常代谢产物共同作用下触发神经退行性病变。多项研究证实从轻度认知功能障碍发展至阿尔茨海默病过程中，肠道菌群失调逐渐加重。甘露特钠胶囊通过重塑肠道菌群平衡，能减轻脑内神经炎症，降低脑内 β 淀粉样蛋白沉积，改善患者认知功能，延缓疾病进程。

谷氨酸受体拮抗剂：谷氨酸为脑内兴奋性神经递质，阿尔茨海默病患者会出现兴奋性氨基酸毒性，导致记忆-长时程效应缺失，同时还会出现钙超载，引发细胞凋亡等。谷氨酸受体拮抗剂能阻断这些过程，保护神经元。

四、抗氧化剂有效吗

自由基由细胞产生，作为能量产生的副产物，在细胞中具有保护和损伤双重作用。自由基是人体防御系统不可或缺的一部分，但是大量产生的自由基会改变身体中物质的结构和功能，损伤蛋白质和脱氧核糖核酸（DNA），损伤细胞膜，引起组织损伤和炎症，促进衰老、肿瘤的发生。为了防止这种破坏和损害，我们

的身体自然地从食物中获得与自由基反应的分子，这些分子通常被称为"抗氧化剂"。自由基可加速老化及与年龄相关的神经退行性疾病的发生。大脑特别容易受到氧化损伤，因为它使用大量的氧气产生能量，且大脑具有高水平的不饱和脂肪酸（其特别容易受损害）和相对低水平的抗氧化剂。

虽然目前抗氧化剂在阿尔茨海默病治疗中没有明显证据显示其有效性，但其仍有巨大潜力，已有较多临床研究进行了一些抗氧化剂（如姜黄素、依达拉奉、艾地苯醌、白藜芦醇、辅酶Q10等）的试验，有望取得重要突破。

同时，我们惊喜地发现，天然花青素复合物可以提高大脑乙酰胆碱的含量，改善患者整体认知功能，提高记忆力，这在未来或将成为治疗阿尔茨海默病的一颗新星。如具有特殊配比的花青素复合物顺忆（来源于胭脂萝卜提取物）可有效减少脑内氧化应激，降低脑内炎症，刺激可修复神经元和脑内血管的脑源性神经营养因子的产生，在阿尔茨海默病的治疗中表现出了显著的有效性。国内进行的多中心临床研究结果显示，该复合物在改善认知功能、精神状态等主要疗效指标上均具有明显的作用，且安全性高，未发现毒副作用。

五、有必要补充褪黑激素吗

褪黑激素是由松果体产生的激素，主要调节睡眠–觉醒周期（亦称昼夜节律）。随着年龄的增长，体内产生的褪黑激素减少，阿尔茨海默病和其他痴呆症患者则减少得更明显。由于褪黑素的减少，50%严重阿尔茨海默病患者会出现昼夜节律紊乱，如所谓的"日落"现象。褪黑激素补充剂一般用于治疗失眠，可以适度改善睡眠，这在理论上可以预防及治疗阿尔茨海默病。

有研究表明，褪黑素能改善患者语言功能，对其他认知功能也略有改善，能减少"日落"现象的出现，改善夜间睡眠。对于大多数健康人来说，短期使用褪黑素补充剂是安全的。同时，也有对使用褪黑素持反对意见的学者。美国睡眠医学学会不建议使用褪黑素和促进睡眠的药物治疗阿尔茨海默病的老年患者，因为不良事件（如跌倒）的风险也会随之增加。虽然许多健康人使用它的时间超过2年，但长期使用的风险或好处还没有得到很好的证实。因此，目前不主张使用褪黑素治疗阿尔茨海默病，还需要更大的双盲多中心研究进一步探讨褪黑素作为阿尔茨海默病治疗药物的潜力和用途。

六、绝经后的妇女能否补充体外雌激素来预防阿尔茨海默病

雌激素是一种弱抗氧化剂，基础研究和临床研究发现，雌激素具有很强的神经保护作用，可调节突触释放神经递质、阻断炎症、抗氧化及抑制神经元凋亡，因此，补充雌激素预防阿尔茨海默病的发生在生物学上是可行的。

关于用雌激素预防与治疗阿尔茨海默病的研究众多，在近年来的国际会议上，科学家反复报道了其对降低β淀粉样蛋白的沉积、改善脑结构和痴呆风险的积极作用。然而，也有研究表明用雌激素进行早期治疗会使大脑萎缩。目前，研究人员仍然无法确定雌激素替代治疗对于大脑是好是坏，但是基本一致认为治疗效果取决于接受治疗人群的患病性质及开始治疗的时机。

考虑到雌激素替代治疗也存在副作用，比如可能增加脑卒中风险、子宫内膜癌发生率，且目前研究不支持单独使用雌激素替代疗法延缓认知功能减退。因此，在女性阿尔茨海默病治疗中，应充分考虑年龄、激素水平、危险因素等，在获益评估较为积极时，可酌情使用雌激素进行辅助治疗。

七、阿尔茨海默病患者需要控制血糖水平吗

越来越多的研究表明，糖尿病患者患阿尔茨海默病的风险高于非糖尿病患者。糖尿病是一种代谢性疾病，主要表现为血糖高于正常水平。糖尿病可导致多种并发症，如糖尿病肾病、糖尿病视网膜病变等。对大脑的影响也甚为广泛，能改变脑血管结构和功能，改变大脑结构，影响脑内神经递质的信号传递等，进而引起认知功能损害。国外一项流行病学研究发现，糖尿病受试者比无糖尿病受试者发展为阿尔茨海默病的风险高了一半以上，而且两者相比，认知情况也有差别。

胰岛素不仅对葡萄糖摄取和利用产生关键作用，也在大脑神经传导中发挥重要作用。糖尿病患者尤其是老年糖尿病患者，由于胰岛素缺乏、胰岛素抵抗或胰岛素信号途径异常，无法正常利用胰岛素降糖，更影响了脑的正常运转，通过神经元凋

亡、加剧 β 淀粉样蛋白沉积、Tau蛋白磷酸化、氧化应激和炎症反应等一系列复杂机制，最终导致认知功能障碍。

研究者们慢慢认识到降糖药物和胰岛素对阿尔茨海默病患者认知功能的影响，有研究认为胰岛素治疗能改善早期阿尔茨海默病患者的认知功能，并且对大脑皮质和海马等区域的斑块有改善作用。但也有研究认为用注射胰岛素治疗的患者处于患阿尔茨海默病的高风险中，于是有研究者把目光转向了鼻内给药系统，将胰岛素通过嗅神经和三叉神经途径递送至脑部，在不影响血液胰岛素的水平的情况下改善早期阿尔茨海默病患者的认知功能。这种给药方式似乎比传统胰岛素给药方式更具有吸引力，但还需要更多的研究证据。另外，胰岛素增敏剂如罗格列酮也能改善阿尔茨海默病患者的认知功能。

关于胰岛素和降糖药物对患者认知功能的影响有待更加深入的研究，能否将其应用于阿尔茨海默病患者还缺乏充足的证据。但不可否认的是，血糖水平会影响认知功能，阿尔茨海默病患者和高危人群都需要控制血糖，检测血糖浓度，从饮食、运动、药物等多方面来改善。

八、为何不能中途擅自停止服用抗痴呆药物

阿尔茨海默病目前仍以药物对症治疗为主，在服药治疗过程中，由于各种原因，患者可能会自行停药，这是不对的。药物治疗起效需要一定的过程，短期内见效慢，甚至主观感觉效果不佳，这是正常现象。另外，药物治疗后的病情平稳状态或有轻微改善均不易被察觉。部分患者对该病认识不够，对治疗期望过高，认为没有痊愈或者没有明显好转就是无效。患者因为这些原因而擅自停药，可能会造成严重后果。

停止用药后，疾病进程是加快的。大多数临床医生认为，当阿尔茨海默病患者需要服用抗痴呆药物如多奈哌齐或美金刚改善病情时，应该持续使用直到患者病情发展至需要全面照顾的最后阶段。药物积极的效果可能有时候并不显著，但在药物被停用时，患者往往容易出现明显的消极表现，可能会变得淡漠，认知水平明显下降，参与日常活动的能力不足，言语障碍加重，等等。这些不良后果往往给患者及照料者带来严重的困扰。

服药治疗阿尔茨海默病患者不能期望像服用退热药那样药到病除，也不能期望服药后很快改善或长期保持病情平稳，如果抱有这样的治疗期望，最后很可能会失望。但是，药物不能治愈不等于治疗没有意义。目前研究显示，进行规范的抗痴呆治疗的患者相比不用药的患者，病情进展的速度会减缓1～3年。而且临床上也发现部分患者在停药后病情进展更为迅速，故轻易停药会前功尽弃。坚持规律服药，配合康复治疗等综合治疗，能使患者的病情趋于平稳的状态，不至于身体状况迅速下降，能更长时间保持病情较轻的状态，从而使患者享受更好的生活质量。

九、如何理解及评价抗痴呆药物的疗效

我们应明白，在早期服药阶段，患者症状会有部分改善。随着阿尔茨海默病病情的进展，服药过程中可能会出现效果打折扣、主观感觉没效果、症状有恶化的趋势等情况，但这并不能说明药物没有效果。

科学、客观的疗效评价包括症状改善情况和疾病进展控制情况。临床症状改善评价是多方面的，包括认知、行为和功能等。目前临床工作中对阿尔茨海默病治疗效果的判断主要依赖一些量表（详见第十四章）。随着基础研究的进展，生物标记物作为抗痴呆药物疗效评价的替代指标也逐渐成为可能。

评价认知的量表中，阿尔茨海默病评估量表-认知部分（ADAS-Cog）用于评估阿尔茨海默病的认知功能，既可辅助诊断，又可评估疾病的进展，是最常作为轻中度痴呆患者药物疗效的量表。对于更晚期的痴呆，运用最广泛的评价量表是严重障碍量表（severe impairment battery，SIB）。

在抗痴呆治疗研究中，生物标记物发挥了潜在的重要作用，具有巨大的辅助作用。现在认为脑脊液和血液生物标记物如磷酸化Tau蛋白跟 Aβ 1-42对阿尔茨海默病的诊断和治疗评价有一定价值，但需要更多的临床试验证实。

十、阿尔茨海默病患者出现精神行为异常时一定要服用抗精神病药吗

在阿尔茨海默病患者中，各个阶段有50%～90%的患者会出现行为精神症状，

如人格改变、抑郁、幻觉、妄想、躁狂、行为问题，攻击敌意及身份识别错误等（见第八、第九章），但是这些症状的出现与功能性的精神病完全不同。精神分裂症患者常会既有幻觉、妄想，又有行为和情感障碍等多种表现。而阿尔茨海默病患者则是一开始有一点人格的改变，过一段时间，人格改变的症状不突出了，但可能又出现了幻觉，然后幻觉没有了，可能又出现了一段时间的抑郁。这些症状可能会让照护的人感到困扰，也让患者处于危险之中。

当阿尔茨海默病患者出现精神行为异常时，首先最重要的依然是治疗痴呆。现在已经有研究表明，服用抗痴呆药物有助于缓解精神行为症状，而且可以延缓精神行为症状的出现，如果使用抗痴呆药物就能取得良好疗效，就不一定非得使用抗精神药物。对于症状严重的这部分患者，可以考虑使用精神药物，阿尔茨海默病患者通常是非常脆弱的老年群体，在用药过程中剂量要小，加药的速度要慢，同时要注意药物的不良反应，特别要引起注意的是精神药物是否会与患者服用的其他药物相互作用。此外，还应重视非药物干预治疗，包括环境干预、行为干预、心理支持等。

十一、阿尔茨海默病患者是否有必要应用抗抑郁药

抑郁在阿尔茨海默病患者中比较常见，研究表明，阿尔茨海默病患者在出现认知功能损害前3～5年，就已或多或少出现了抑郁症状。阿尔茨海默病患者的抑郁一般来说症状较轻，是一种相对不愉快经历的体验。而抑郁症的表现较为典型，如兴趣减退、情绪差等，常伴有躯体不适，甚至会有自杀的想法。仅靠一次的诊断是无法鉴别阿尔茨海默病和抑郁症的，需要长期的观察来进行鉴别，需要一边治疗一边观察，边治疗边调整诊断。

抗抑郁药是一种用于治疗抑郁症和其他症状（如焦虑障碍、注意缺陷、多动障碍）的药物。大多数抗抑郁药是通过改变脑中神经递质的活性来实现所需平衡的。然而，使用抗抑郁药来预防及治疗阿尔茨海默病现在还为时尚早，一方面β淀粉样蛋白引起阿尔茨海默病的理论并未得到公认，另一方面，其他研究发现使用抗抑郁药会使认知障碍和心脏毒性增加。

由于阿尔茨海默病伴发抑郁的比例高达30%～50%，且危害较大，因此，部分伴发抑郁的阿尔茨海默病患者在抗痴呆治疗后仍有明显抑郁症状的，应当考虑抗抑郁治疗。阿尔茨海默病伴发抑郁患者治疗原则与非痴呆患者类似，可以遵医嘱服用选择性5-羟色胺重摄取抑制剂（如氟西汀、舍曲林等）和多通道抗抑郁药（如文拉法辛、米氮平等）等副作用较小的新型药物，且这些药物服用方便，一般优先选用。但是选用新型抗抑郁药物的时候要注意以下几点：①用药时候应注意药物对肝脏的影响，选用和其他药物相互作用小的药物，提高用药的安全性。②根据患者抑郁的症状特征选用药物，对于伴有焦虑和躁狂的患者选用的药物和对于淡漠、嗜睡的患者选用的药物是不同的。③由于阿尔茨海默病患者一般年龄较大，且认知下降，难以察觉或描述药物引起的副作用因此用药时建议小量起始，缓慢加量。

十二、目前有没有治疗阿尔茨海默病的免疫制剂

20世纪80年代，有学者发现阿尔茨海默病与免疫有关，于是开始探索在免疫方面治疗阿尔茨海默病的方法。免疫治疗按照免疫制剂的特点可分为主动免疫、被动免疫。主动免疫是指向体内输入抗原，诱导人体产生能对抗Aβ、减轻Tau蛋白磷酸化水平的抗体，使有毒性的斑块解聚，保护神经；被动免疫是直接输入外源性的对抗Aβ、减轻Tau蛋白磷酸化水平的抗体，进而发挥作用。经过多年尝试，研究者们研究出了不同的免疫制剂，包括Aβ短肽疫苗，抗Aβ单克隆抗体、免疫球蛋白混合物及针对Tau蛋白的免疫制剂等。

这些制剂打开了治疗阿尔茨海默病的新天地，对清除Aβ、减轻学习和记忆障碍等有一定的效果，但也不可避免地出现了一些问题。有报道指出，使用免疫制剂治疗出现了无菌性脑膜炎、脑皮质微出血等不良反应。也有制剂未能通过临床试验，仅仅在模型动物上获得了成功。免疫制剂是非常有前景的治疗方法，需要克服的困难也很多，还需要更多的研究，其疗效、稳定性、安全性、适用性、价格等都有待研究人员进一步攻克。相信在不久的将来会有效果好且副作用小的免疫制剂面世。

十三、干细胞治疗阿尔茨海默病有效吗

在成人脑组织的侧脑室下层和海马齿状回处存在神经干细胞，神经干细胞具有高分化的潜能，经过一定方式诱导，能分化为新神经元，替代那些衰老的神经元，产生新的神经环路。干细胞治疗有望对神经退行性疾病起到治疗作用，是一项非常有前景的治疗方式，有望打破传统药物、手术及康复治疗的局限。但由于干细胞存在分化、来源、社会学及伦理学等方面的问题，目前关于有效的干细胞治疗还在探讨中。

干细胞技术治疗阿尔茨海默病取决于干细胞的神经发生能力，该方法是利用干细胞替代退行性病变或丢失的神经元，从而重新发挥原神经元的功能，达到治愈效果。最近的研究强调了胶质细胞和细胞间结合蛋白在形成神经元的外部环境中的重要性。广泛的神经元损伤与中枢结合蛋白的退变有关，这种退变的结合蛋白常发生于一些神经元之间，理论上，通过移植或原位再生神经元和关键结合蛋白，有希望重建中枢神经系统的完整性，进而减轻阿尔茨海默病患者认知功能的下降。

目前能够从人体中得到的干细胞有四种类型：神经干细胞，间充质干细胞，胚胎干细胞和诱导多能干细胞。这四类干细胞都有其独特的属性。

神经干细胞主要存在于哺乳动物的大脑中，研究人员发现其具有分化成目前人类已知的中枢神经系统（包括脑和脊髓）所有细胞类型的潜能，是理想的用于替代人脑中的神经元的候选物，且它们在肿瘤发生和免疫原性方面有相对低的风险。但神经干细胞难以获得。

间充质干细胞是人体中的一种多能干细胞系，可在骨髓、肺、脐带、血液、脂肪组织和肌肉组织中获得，比神经干细胞易获得，但是间充质干细胞只能产生有限数目的谱系，并且在移植后存活时间和半衰期均较短。在啮齿动物研究中，骨髓间充质干细胞和脐带血间充质干细胞有助于大脑产生胆碱能神经元，且能加强小胶质细胞活化清除异常Aβ斑块，阻止神经元死亡，增加神经元分化，对阿尔茨海默病的治疗是一个积极信号。

胚胎干细胞是从胚泡的内细胞团中提取的，为多能干细胞，具有能分化成人体

所有细胞类型的潜能。鉴于这种潜能，胚胎干细胞的直接移植具有致畸胎瘤形成的高风险，因此胚胎干细胞技术改进与应用需要严格的控制和稳定性技术维持。此外，胚胎干细胞的移植排斥风险和免疫反应明显较高，且使用人体胚胎干细胞进行研究在伦理上是有争议的，必须比其他类型的干细胞研究更为严格。

诱导多能干细胞是对纤维细胞重新编程得到的，在免疫反应方面，诱导多能干细胞的研究一致性较差，部分动物实验研究发现诱导多能干细胞移植后很少具有或没有免疫识别反应，而另外部分研究发现移植后供体和受体间出现组织相容性复合体的严重不相容，从而引起强烈的免疫排斥反应。在这类问题未解决之前，诱导多能干细胞的临床试验难以实现。

科学家们对干细胞治疗寄予厚望，虽然到目前为止，干细胞技术只在初步发展阶段，其可获得性、安全性、免疫排斥反应、医学伦理问题等也在制约着此类技术的应用，但仍具有巨大的潜力，我们非常期待干细胞治疗时代的到来。

第十七章　阿尔茨海默病的康复治疗

一、为什么阿尔茨海默病患者需要康复治疗

目前，阿尔茨海默病有药物治疗和非药物治疗两种方式。药物治疗效果较为局限，且多种药物试验的结果未达到预期目标。近年来研究人员逐渐对以康复治疗为主的非药物治疗感兴趣，如认知训练、音乐疗法、光照疗法等。特别是认知训练，逐渐被认为是阿尔茨海默病患者和高风险患者药物治疗的重要辅助措施，在某些情况下甚至可以替代药物。

二、什么是认知训练

认知训练最初是一种假设，即定期进行的某些活动可能有助于维持或改善认知储备，类似于通过锻炼身体以达到身强体健的目的。研究表明，认知训练虽然不能阻止阿尔茨海默病的病理进程，但是可以有效改善患者的认知表现，如生活能力、认知功能等，长期坚持可以获得比较明显的效果，既能提高患者的日常生活能力，又能减轻家庭与社会的负担。认知储备是满足生活的各种认知需求的能力，认知储备使大脑在自然衰老和发生病理损害的情况下能够抵御一些伤害，使大脑不至于变得不堪一击，从而能继续发挥功能。阿尔茨海默病患者由于受到各种损害，认知储备会有不同程度的下降，所以，已确诊的患者辅以认知训练或者高危人群进行认知训练来预防都是很重要的。

（一）如何制订认知训练计划

阿尔茨海默病患者较少出现单一某方面的能力受损，通常认知障碍涉及多方面，往往需要全面的认知训练。

进行认知训练前必须了解患者认知受损的情况，通过病史采集及量表评定（详见第十四章），确定哪些方面受损，如是记忆受损、语言功能受损，理解判

断出错，还是计算力下降等，根据具体受损方面制订不同的计划。在训练过程中有几个基本原则：①训练师在指导患者进行认知训练时，需用简单易懂的指令和暗示。②建立和执行一项训练常规，按照一定程度练习，将治疗作为患者的学习过程，反复训练并使患者熟练掌握。③训练与日常活动相结合，并融入生活。④寻找代偿的方法，解决认知活动中不能解决的问题。

（二）如何对患者实施认知训练

阿尔茨海默病患者的认知训练应该个体化，根据病情轻重及受损内容量身定制。就目前临床而言，主要有以下几部分。

1．日常生活能力训练

将生活自理能力训练纳入日常护理工作，可由护理人员或家属帮助并指导患者实施，鼓励患者每天独立进食、自我更衣和清洁，定时提醒和训练大小便，加强肢体锻炼等。应根据病情的分期，制订合理的训练步骤，由易到难，循序渐进。

2．记忆力训练

通过训练患者动作、视觉及听觉等，反复向患者讲解日常生活相关知识，讲述患者近期最感兴趣或最想要做的事情，以强化记忆锻炼，增加信息的刺激量。同时，还可以利用患者熟悉的声音帮助患者恢复记忆，帮助患者认读和辨别识字卡片、水果卡片或动物卡片。

3．定向力训练

将醒目易懂的标志设置在患者病房内，使患者对厕所、病房位置有充分认识。反复向患者讲解和介绍生活基本常识和熟悉的人的名字，且要求患者记忆。反复告知患者地点、天气、日期、时间及上下午等，让患者产生相关概念。

4．注意力训练

给患者提供简易棋牌游戏，指导患者阅读类型多样的有趣报纸、画报及图片，结合患者兴趣爱好选取拼七巧板或搭积木等手工操作。

5．训练推理与语言能力

给患者讲解一些简单成语的意思，如坐井观天、揠苗助长等，并让其复述；讲解各个节假日日期并让其复述；带领患者阅读小故事或报纸，要求语言流畅且吐字清晰。

6. 社交能力训练

带患者户外散步、与正常人群接触交流，指导患者辨认动物家禽、花草树木，利用外界事物刺激患者大脑神经；鼓励亲朋好友多探视，加强与患者的沟通交流，以恢复与稳定患者的大脑功能。

以上训练内容可供参考，每周训练5~7次，每次30分钟至2小时，可分为上下午进行，每月总结1次，进行MMSE、ADL等量表评分（详见第十四章），根据结果及时对训练进度与内容予以调整。在认知训练的过程中，患者家属应多进行探视，增加与患者的交流，给予患者充分的关注，使其感受到家庭的温暖。鼓励患者参加各类家庭、社会活动，帮助其建立战胜疾病的信心，感受生活乐趣，了解自身的存在价值。

三、音乐治疗对患者有意义吗？如何进行音乐疗法

音乐具有调整心态、改善情绪、保持生理平衡、保健养生等功能，越来越受到人们的喜爱。音乐治疗由于其治疗的独特性和广泛性，以及对人类情感、情绪、心态的调适性功能，对疾病的预防与康复，对治疗阿尔茨海默病的作用等，正日益成为国内外研究的新热点。

美国一项研究发现，为期1个月的音乐疗法可以使一组阿尔茨海默病患者的行为问题和睡眠障碍得到改善，在音乐疗法治疗期间，患者血液中的褪黑素水平明显升高，而且在治疗停止6周后，该激素水平仍继续升高。由于褪黑素水平的升高，接受音乐疗法治疗的患者逐渐变得活跃，睡眠状况改善而且更配合治疗。日本的一项临床研究对阿尔茨海默病患者进行音乐干预，通过唱歌训练和独特的语音训练（YUBA方法）发现，接受音乐疗法治疗后的患者认知评分有显著改善，痴呆的行为精神症状明显减轻，且功能性磁共振成像（fMRI）的分析表明患者的脑功能有所改善。

音乐疗法在改善注意力、增强记忆力、活跃思想、丰富和改善情绪状态方面有明显的功效，有利于消除老人的孤僻情绪和理解障碍，加强老人对人生意义的认识

和自我信心。虽然目前仍缺乏科学依据，需要更多的临床试验和使用适当的、精确的方法对音乐疗法的效果加以确定，但许多国家依旧将音乐疗法作为治疗阿尔茨海默病的非药物手段之一。

四、光照疗法可行吗？LED灯能改善认知吗

国外一项发表于《睡眠》杂志的研究显示，增强昼夜节律刺激的光照疗法或可改善阿尔茨海默病患者的睡眠质量、睡眠效力及总睡眠时长，同时有效减少阿尔茨海默病患者抑郁及激越症状。国内近年来也开展了较多类似研究，发现光照疗法能有效改善患者睡眠质量、日间过度嗜睡、神经精神等症状，且效果与光照时间密切相关。光照疗法对阿尔茨海默病患者的认知能力及痴呆程度没有明显的影响，治疗过程中未出现明显不良反应。

最近，世界著名生命科学杂志《自然》刊登了麻省理工学院（MIT）神经科学Tsai博士团队的研究成果，该研究成果显示，外源性LED灯能提高大脑的γ波频率，可以清除阿尔茨海默病模型鼠大脑内的Aβ，1个小时之内能消除小鼠海马体中约一半的Aβ，治疗时间越长，Aβ清除得越多，另外还可以降低大脑中Tau蛋白的浓度。目前研究者倾向于认为光照疗法主要通过调节人体褪黑素水平而起作用，已有大量研究致力于探究光照强度、光谱能量分布对人体褪黑素水平的影响，光照疗法对阿尔茨海默病患者的睡眠、抑郁及激越症状的影响，且取得了不少研究成果。光照疗法对阿尔茨海默病的预防和治疗，以及对患者的日常管理将起到积极的作用。但由于其复杂性，目前的研究尚未能够提出疗效确定的、可用于临床辅助治疗的人工光照方案。

五、出现吞咽困难的患者如何进行康复训练

吞咽障碍是阿尔茨海默病的重要症状，尤其在中晚期患者中多见，误吸事件常常发生，严重者会导致吸入性肺炎甚至窒息。阿尔茨海默病患者中出现吞咽困难的概率达一半以上。所以当阿尔茨海默病患者出现吞咽困难时，除了抗痴呆治疗外，吞咽康复训练也是非常必要的。

临床上一般通过洼田饮水试验等来检测患者有没有出现吞咽困难，并根据试验结果决定治疗方式。当前临床上吞咽困难的治疗主要以非手术治疗为主，包括间接训练、直接训练（摄食训练）、电刺激、针灸治疗等。

当患者出现吞咽困难或可疑吞咽困难时，可到有条件的医院寻求医生及专业治疗师的帮助，在他们的指导下进行上述训练。

六、对出现构音障碍的患者如何进行康复训练

构音障碍在阿尔茨海默病患者中并不少见，尤其是中晚期患者。构音障碍的病理基础是运动障碍，它的出现往往意味着病情到了比较严重的阶段。构音障碍的主要表现是说话伴有呼吸音、鼻音过重、说话含糊不清、音量降低等，当患者出现这些症状时，应引起高度重视，寻求专业帮助。

构音障碍的评定主要有Frenchay构音障碍评定法、中国康复研究中心的构音障碍检查法和构音障碍综合性评价量表。通过判断构音障碍的有无、种类、程度及责任器官，从而有目的性地进行康复训练。

当阿尔茨海默病患者出现构音障碍时，可参考以下训练方法有针对性地进行训练：①松弛训练。②呼吸训练。③构音器官的训练。④发音训练。⑤语音训练。⑥语言节奏训练。⑦非言语交流训练。

七、如何应对患者在药物和康复训练等治疗过程中的不配合

中重度阿尔茨海默病患者由于伴有行为精神症状、人格改变等，不愿意接受治疗，如拒绝服药、错服漏服等，甚至出现与家属针锋相对的行为，其依从性差是一个巨大挑战。如何应对这种挑战，如何提高患者依从性，于医生和患者家属而言都是一个大难题。

当我们面对这个难题时，首先要记住的是，阿尔茨海默病患者不服从治疗时表现的一系列反抗、发火等"不正常的"行为，其实可能是在试图与我们沟通，只是他们通常已经不知道自己为什么会反应异常了。从他们的视角看待问题，可能对解决问题更有帮助。

阿尔茨海默病患者十分需要一个安静平和的环境。我们可以通过减少背景噪音（如关电视，播放柔和的音乐，缓解患者的紧张情绪，达到内心平和以配合治疗。我们可以将治疗过程分步进行，心平气和地向患者解释我们在做什么，给患者时间理解并主动参与其中，让他们尽量独立完成这项工作。如果患者需要一天内多次服药或者进行其他治疗，在保证治疗效果的前提下，患者家属可以跟医生商讨，根据患者更愿意接受的习惯进行调整。当患者因为认知训练进行不顺利而产生挫败感时，我们要有耐心，鼓励患者，适当给予奖励，使其体会到训练的趣味，也可。当所有尝试都失败时，或者患者极度抗拒时，我们需要把所有事情先放一边，等待患者平复下来，再回到治疗任务上来。

此外，治疗手段的简单化、人性化也是必要的。可以进行优化的治疗管理，包括：简化药物治疗方案、使用包装友好提醒、使用药物递送代替方式（如透皮贴剂）等药物管理改善手段；认知训练内容量身定制，如根据患者病前生活习惯、地域文化、教育背景等，医生与患者家属共同探讨合适的方案，通过多途径的治疗管理优化，相信能较好地提高患者的依从性。

[参考文献]

[1] AGADJANYAN M G, PETROVSKY N, GHOCHIKYAN A, 2015. A fresh perspective from immunologists and vaccine researchers: active vaccination strategies to prevent and reverse Alzheimer's disease [J]. Alzheimer's Dement, 11 (10): 1246-1259.

[2] AGER R R, DAVIS J L, AGAZARYAN A, et al, 2015. Human neural stem cells improve cognition and promote synaptic growth in two complementary transgenic models of Alzheimer's disease and neuronal loss [J]. Hippocampus, 25 (7): 813-826.

[3] ALAGIAKRISHNAN K, SANKARALINGAM S, GHOSH M, et al, 2013. Antidiabetic drugs and their potential role in treating mild cognitive impairment and Alzheimer's disease [J].Discov Med, 16 (90): 277-286.

[4] BALLARD C, KHAN Z, CLACK H, et al, 2011. Nonpharmacological treatment of Alzheimer's disease [J]. Can J Psychiatry, 56 (10): 589-595.

[5] BAHAR-FUCHS A, CLARE L, WOODS B, 2013. Cognitive training and cognitive

rehabilitation for mild to moderate Alzheimer's disease and vascular dementia〔J〕. Cochrane Database Syst Rev,（6）: CD003260.

〔6〕BOCCARDI V, RUGGIERO C, PATRITI A, et al, 2016. Diagnostic Assessment and Management of Dysphagia in Patients with Alzheimer's Disease〔J〕. J Alzheimer's Dis, 50（4）: 947–955.

〔7〕BACHURIN S O, BOVINA E V, USTYUGOV A A, 2017. Drugs in clinical trials for alzheimer's disease: The Major Trends〔J〕. Med Res Rev, 37（5）: 1186–1225.

〔8〕BOLOS M, PEREA J R, AVILA J, 2017. Alzheimer's disease as an inflammatory disease 〔J〕. Biomol Concepts, 8（1）: 37–43.

〔9〕CLARE L, WOODS R T, MONIZ Cook E D, et al, 2003. Cognitive rehabilitation and cognitive training for early–stage Alzheimer's disease and vascular dementia〔J〕. Cochrane Database Syst Rev,（4）: CD003260.

〔10〕CLINTON L K, BLURTON–JONES M, MYCZEK K, et al, 2010. Synergistic Interactions between Abeta, tau, and alpha–synuclein: acceleration of neuropathology and cognitive decline〔J〕. J Neurosci, 30（21）: 7281–7289.

〔11〕CALSOLARO V, EDISON P, 2016. Neuroinflammation in Alzheimer's disease: Current evidence and future directions〔J〕. Alzheimer's Dement, 12（6）: 719–732.

〔12〕DE MARCO M, SHANKS M F, VENNERI A, 2014. Cognitive stimulation: the evidence base for its application in neurodegenerative disease〔J〕. Curr Alzheimer Res, 11（5）: 469–483.

〔13〕DI DOMENICO F, BARONE E, PERLUIGI M, et al, 2015. Strategy to reduce free radical species in Alzheimer's disease: an update of selected antioxidants〔J〕. Expert Rev Neurother, 15（1）: 19–40.

〔14〕DEARDORFF W J, GROSSBERG G T, 2016. A fixed–dose combination of memantine extended–release and donepezil in the treatment of moderate–to–severe Alzheimer's disease〔J〕. Drug Des Devel Ther, 10: 3267–3279.

〔15〕DEPYPERE H, VIERIN A, WEYERS S, et al, 2016. Alzheimer's disease, apolipoprotein E and hormone replacement therapy〔J〕. Maturitas, 94: 98–105.

〔16〕DE LA MONTE S M, 2017. Insulin resistance and neurodegeneration: progress towards the development of new therapeutics for Alzheimer's disease ［J］. Drugs, 77（1）: 47-65.

［17］DEY A, BHATTACHARYA R, MUKHERJEE A, et al, 2017. Natural products against Alzheimer's disease: Pharmaco-therapeutics and biotechnological interventions ［J］. Biotechnol Adv, 35（2）: 178-216.

［18］FORD A H, 2014. Neuropsychiatric aspects of dementia ［J］. Maturitas, 79（2）: 209-215.

［19］FARFARA D, TUBY H, TRUDLER D, et al, 2015. Low-level laser therapy ameliorates disease progression in a mouse model of Alzheimer's disease ［J］. J Mol Neurosci, 55（2）: 430-436.

［20］FARINA N, LLEWELLYN D, ISAAC M G, et al, 2017. Vitamin E for Alzheimer's dementia and mild cognitive impairment ［J］. Cochrane Database Syst Rev, 1（1）: CD002854.

［21］GATES N J, SACHDEV P, 2014. Is cognitive training an effective treatment for preclinical and early Alzheimer's disease? ［J］. J Alzheimer's Dis, 42（Suppl 4）: S551-S559.

［22］GREIG S L, 2015. Memantine ER/Donepezil: A review in Alzheimer's disease ［J］. CNS Drugs, 29（11）: 963-970.

［23］GALIMBERTI D, SCARPINI E, 2016. Old and new acetylcholinesterase inhibitors for Alzheimer's disease ［J］. Expert Opin Investig Drugs, 25（10）: 1181-1187.

［24］GAO L B, Y U X F, CHEN Q, et al, 2016. Alzheimer's Disease therapeutics: current and future therapies ［J］. Minerva Med, 107（2）: 108-113.

［25］GODYN J, JONCZYK J, PANEK D, et al, 2016. Therapeutic strategies for Alzheimer's disease in clinical trials ［J］. Pharmacol Rep, 68（1）: 127-138.

［26］HIRSCHMAN K B, XIE S X, FEUDTNER C, et al, 2004. How does an Alzheimer's disease patient's role in medical decision making change over time? ［J］. J Geriatr Psychiatry Neurol, 17（2）: 55-60.

［27］HAMANN J, BRONNER K, MARGULL J, et al, 2011. Patient participation in medical and social decisions in Alzheimer's disease ［J］. J Am Geriatr Soc, 59（11）: 2045-2052.

［28］HENRY G, WILLIAMSON D, TAMPI R R, 2011. Efficacy and tolerability of antidepressants in the treatment of behavioral and psychological symptoms of dementia, a literature review of evidence ［J］. Am J Alzheimer's Dis Other Demen, 26（3）: 169–183.

［29］HSU W Y, K U Y, ZANTO T P, et al, 2015. Effects of noninvasive brain stimulation on cognitive function in healthy aging and Alzheimer's disease: a systematic review and meta-analysis ［J］. Neurobiol Aging, 36（8）: 2348–2359.

［30］IACCARINO H F, SINGER A C, MARTORELL A J, et al, 2016. Gamma frequency entrainment attenuates amyloid load and modifies microglia ［J］. Nature, 540（7632）: 230–235.

［31］KHAN Z, CORBETT A, BALLARD C, 2014. Cognitive stimulation therapy: training, maintenance and implementation in clinical trials ［J］. Pragmat Obs Res, 5: 15–19.

［32］KONIG A, SACCO G, BENSADOUN G, et al, 2015. The role of information and communication technologies in clinical trials with patients with Alzheimer's disease and related disorders ［J］. Front Aging Neurosci, 7: 110.

［33］KEENAN B, JENKINS C, GINESI L, 2016. Preventing and diagnosing dementia ［J］. Nurs Times, 112（26）: 22–25.

［34］KIMURA N, 2016. Diabetes mellitus induces Alzheimer's disease pathology: histopathological evidence from animal models ［J］. Int J Mol Sci, 17（4）: 503.

［35］LI Y, LIU Y, WANG Z, et al, 2013. Clinical trials of amyloid-based immunotherapy for Alzheimer's disease: end of beginning or beginning of end? ［J］. Expert Opin Biol Ther, 13（11）: 1515–1522.

［36］LIN L, HUANG Q X, YANG S S, et al, 2013. Melatonin in Alzheimer's disease ［J］. Int J Mol Sci, 14（7）: 14575–14593.

［37］LAVER K, CUMMING R G, DYER S M, et al, 2016. Clinical practice guidelines for dementia in Australia ［J］. Med J Aust, 204（5）: 191–193.

［38］LEE J H, OH I H, LIM H K, 2016. Stem cell therapy: a prospective treatment for Alzheimer's Disease ［J］. Psychiatry Investig, 13（6）: 583–589.

［39］MARCIANI D J, 2015. Alzheimer's disease vaccine development: a new strategy focusing on immune modulation［J］. J Neuroimmunol, 287: 54–63.

［40］MILLER E, MOREL A, SASO L, et al, 2015. Melatonin redox activity. Its potential clinical applications in neurodegenerative disorders［J］. Curr Top Med Chem, 15（2）: 163–169.

［41］MONEIM A E, 2015. Oxidant/Antioxidant imbalance and the risk of Alzheimer's disease ［J］. Curr Alzheimer Res, 12（4）: 335–349.

［42］PLASTINO M, FAVA A, PIRRITANO D, et al, 2010. Effects of insulinic therapy on cognitive impairment in patients with Alzheimer disease and diabetes mellitus type–2 ［J］. J Neurol Sci, 288（1–2）: 112–116.

［43］PANZA F, FRISARDI V, SOLFRIZZI V, et al, 2012. Immunotherapy for Alzheimer's disease: from anti–β–amyloid to tau–based immunization strategies ［J］. Immunotherapy, 4（2）: 213–238.

［44］PALISSON J, ROUSSEL–BACLET C, MAILLET D, et al, 2015. Music enhances verbal episodic memory in Alzheimer's disease ［J］. J Clin Exp Neuropsychol, 37（5）: 503–517.

［45］PECK K J, GIRARD T A, RUSSO F A, et al, 2016. music and Memory in Alzheimer's disease and the potential underlying mechanisms ［J］. J Alzheimers Dis, 51（4）: 949–959.

［46］POHANKA M, 2016. Vaccination to Alzheimer disease. is it a promising tool or a blind way? ［J］Curr Med Chem, 23（14）: 1432–1441.

［47］RIBARIC S, 2016. The rationale for insulin therapy in Alzheimer's disease ［J］. Molecules, 21（6）: 689.

［48］SCARMEAS N, ALBERT M, BRANDT J, et al, 2005. Motor signs predict poor outcomes in Alzheimer disease ［J］. Neurology, 64（10）: 1696–1703.

［49］SANTORO A, SIVIERO P, MINICUCI N, et al, 2010. Effects of donepezil, galantamine and rivastigmine in 938 Italian patients with Alzheimer's disease: a prospective, observational study ［J］. CNS Drugs, 24（2）: 163–176.

［50］SARKAMO T, TERVANIEMI M, HUOTILAINEN M, 2013. Music perception and cognition: development, neural basis, and rehabilitative use of music ［J］. Wiley

Interdiscip Rev Cogn Sci，4（4）：441-451.

［51］SHADFAR S，HWANG C J，LIM M S，et al，2015. Involvement of inflammation in Alzheimer's disease pathogenesis and therapeutic potential of anti-inflammatory agents ［J］.Arch Pharm Res，38（12）：2106-2119.

［52］SIARKOS K T，KATIRTZOGLOU E A，POLITIS A M，2015. A review of pharmacological treatments for depression in Alzheimer's disease ［J］. J Alzheimers Dis，48（1）：15-34.

［53］SCHELTENS P，BLENNOW K，BRETELER M M，et al，2016. Alzheimer's disease ［J］. Lancet，388（10043）：505-517.

［54］SECIL Y，ARICI Ş，İNCESU T K，et al，2016. Dysphagia in Alzheimer's disease ［J］. Neurophysiol Clin，46（3）：171-178.

［55］SARKAMO T，2018. Cognitive，emotional，and neural benefits of musical leisure activities in aging and neurological rehabilitation：a critical review ［J］. Ann Phys Rehabil Med，61（6）：414-418.

［56］THINNES A，PADILLA R，2011. Effect of educational and supportive strategies on the ability of caregivers of people with dementia to maintain participation in that role ［J］. Am J Occup Ther，65（5）：541-549.

［57］TANAKA H，HASHIMOTO M，FUKUHARA R，et al，2015. Relationship between dementia severity and behavioural and psychological symptoms in early-onset Alzheimer's disease ［J］. Psychogeriatrics，15（4）：242-247.

［58］TIMMONS J A，2017. Molecular diagnostics of ageing and tackling age-related disease ［J］. Trends Pharmacol Sci，38（1）：67-80.

［59］URRESTARAZU E，IRIARTE J，2016. Clinical management of sleep disturbances in Alzheimer's disease：current and emerging strategies ［J］. Nat Sci Sleep，8：21-33.

［60］ZDANYS K F，CARVALHO A F，TAMPI R R，et al，2016. The treatment of behavioral and psychological symptoms of dementia：weighing benefits and risks ［J］. Curr Alzheimer Res，13（10）：1124-1133.

第十八章　阿尔茨海默病的医学研究

我们都希望通过各种方式维持我们的记忆，保留岁月里那些美好日子，不论是喜悦、激情，还是踌躇、忧伤，这都是我们生命的见证，可以在今后的时间里慢慢去回忆、品味。年岁的增长，让我们慢慢丢失了一些记忆，还有工作的能力、交流的能力、日常生活的能力，甚至生存的能力。不得不说，岁月无情，它一点点地剥蚀着我们的身体。我们希望在生命的尽头，能活得更健康些，更体面些。

身体健康是我们一生的追求，我们为此付出颇多，或许会舍弃那些美味可口的食物，改变多年的生活习惯，服用一些并不想服的药物，加入各种训练，了解各种新型治疗方式……我们为此奋不顾身。或许，我们也应该以正确的态度来认真了解医学研究，并尝试参与其中，这时我们将会发现这是一个新的世界，是全球生命科学研究人员的充满热情与希望的世界。

一、医学研究的现状

医学研究现今发展迅速、影响广泛，新的技术材料、新的诊断试剂、新的药物、新的疾病治疗方案等都是医学研究的内容。这些创新研究致力于提高大众的健康认识，改善人们的健康状况，促进民众的健康水平。我们平常所知道的观察性研究、理论性研究和实验性研究都是医学研究方法。医学研究可以细分为队列研究、临床试验、流行病学模型研究等。与阿尔茨海默病密切相关的主要是临床研究和药物试验。医学研究在重视安全性的同时，也重视受试者和亲属们相关的伦理问题，会受到相关文件规范和法律法规的约束，接受伦理委员会的审查，这些都确保了医学研究能安全、顺利进行。

二、什么是临床研究/临床试验

临床研究/临床试验是指任何在人体（患者或健康志愿者）进行药物或临床干预

措施的系统性研究，以证实或揭示试验药物/临床干预措施的作用、不良反应和/或试验药物的吸收、分布、代谢和排泄，目的是确定试验药物或临床干预措施的疗效与安全性。

三、什么是药物临床试验

药物临床试验是指任何在人体（患者或健康志愿者）进行的药物的系统性研究，以证实或发现试验药物的临床、药理和/或其他药效学方面的作用、不良反应和/或吸收、分布、代谢及排泄，目的是确定试验药物的安全性和有效性。药物临床试验一般分为Ⅰ、Ⅱ、Ⅲ、Ⅳ期临床试验和药物生物等效性试验及人体生物利用度。药物临床试验是推动人类健康事业向前发展的重要手段。

四、什么是药物临床试验伦理审查

药物临床试验伦理审查是指伦理委员会对药物临床试验项目的科学性、伦理合理性进行审查，旨在保证受试者尊严、安全和权益，促进药物临床试验科学、健康地发展，增强公众对药物临床试验的信任和支持。

五、什么是知情同意书

知情同意书是每位受试者表示自愿参加某一试验的文件证明。研究者需向受试者说明试验性质、试验目的、可能的受益和风险、可供选用的其他治疗方法及符合《赫尔辛基宣言》规定的受试者的权利和义务等，使受试者充分了解后表达其同意意愿。

六、参与到药物临床研究中有意义吗

从阿尔茨海默病患者的角度来讲，参加药物临床研究，可以使患者最早受益于这些药物的治疗，可能获得好的疗效，目前已经上市的药物没有好的治疗效果时，临床试验新药是首选治疗方式。参加临床试验，可以使患者经济上受益，参加临床试验的患者可以得到免费的与试验相关的药物及与试验相关的各项检查，因此可减轻患者的经济负担。同时，参加临床试验，患者可以接受规范的治疗和随访，在研究期间获得医院和科室良好的医疗服务，有利于提高疗效。患者和其他受试者参加并配合完成试验，有可能会对其他患有同样疾病的人的治疗作出重大贡献。

七、如何参与到药物临床研究中

首先，阿尔茨海默病患者需要与相关医务人员做好沟通，充分理解所要参加的临床药物试验的所有条件和要求，包括参加条件、参加后需要履行的责任和义务等。其次，按照医务人员的要求，符合药物临床试验入组条件的患者，需要如实汇报自己的基本信息，认真阅读并签订好知情同意书及相关文件后，积极配合医生工作。最后，也最重要的是遵医嘱按时用药，按时做检查，按时复诊。

八、轻至中度的阿尔茨海默病患者有参与临床试验的决策权吗

阿尔茨海默病患者究竟是否应该具有知情同意权和选择权，如何有效、规范、正确地行使知情同意权和选择权，目前仍备受争议。轻到中度的阿尔茨海默病患者尚保留一定的理解能力和判断能力，此阶段应该准确评估患者的认知能力和决策能力，如果患者尚存较好的决策能力，家属应充分遵循患者本人的意愿。但随着疾病的发展，患者的决策能力逐渐丧失，其参与临床试验的决策权将渐渐由家属、健康医护人员代为行使。

九、药物临床研究过程中可以退出吗

临床研究是以自愿为原则的，患者可以拒绝参加或者在任何时候退出，而且不会因此受到损失或者失去原本应有的权益，也不会影响医生的治疗。如果中途退出研究，在相关法律法规允许的范围内，退出之前已经获得的研究资料可能仍会被采用。不过，我们建议，一旦参加药物临床研究，希望患者能充分信任医务人员并认真执行医务人员的要求，讲信用、按时复诊、复查，积极配合医生的工作，不随意提前或推迟复诊时间，尽量避免中途无故退出。

十、患者的隐私会得到保护吗

若决定参与临床研究，患者的个人资料均应保密，其名字和身份，以及家庭信息等隐私将依照法律规定得到保护。患者的姓名不会出现在任何研究报告和公开出版物中。相关伦理委员会、研究者等如因工作需要，按规定有权接触所有的研究资料，包括临床观察表、实验数据等。

知识链接：什么是伦理委员会

伦理委员会是由医学专业人员、法律专家及非医务人员组成的独立组织，其职责为核查临床试验方案及附件是否合乎道德，并为之提供公众保证，确保受试者的安全、健康和权益受到保护。该委员会的组成和一切活动不应受临床试验组织和实施者的干扰或影响。

第四部分

Alzheimer's
Disease
预防阿尔茨海默病

第十九章 危险因素的管理

研究者们发现了很多与阿尔茨海默病相关的危险因素，希望能通过针对这些危险因素来制订预防措施，从而推迟阿尔茨海默病发生的时间或减少阿尔茨海默病发病率。引用一句熟知的体育口号，"每天锻炼一小时，健康工作五十年，幸福生活一辈子"，经常锻炼身体，才会有好的身体素质，相关病痛也会减少。如果积极采取针对危险因素的措施，像呼吸、锻炼肌肉那样去保护我们的大脑，会使我们的大脑在较长的时间内保持"年轻态"，从而延缓衰老的到来，这就是预防工作的重要性。因此，我们提倡尽早对高危人群进行教育、引导和干预，减少其发病风险。

一、阿尔茨海默病的高危人群

阿尔茨海默病的高危人群包括老年人、有阿尔茨海默病阳性家族史者（直系亲属中有阿尔茨海默病患者，如父母、兄弟姐妹）、有APOE 4等位基因者、高血压病患者、糖尿病患者、高血脂者、高同型半胱氨酸血症者、受教育年限较短者、有头部外伤史者、有抑郁病史者、长期过量饮酒者等。对于这些高危人群，应及早针对可以管理的危险因素进行干预。

二、高血压如何管理

有研究表明，高血压病患者在5年内严格控制高血压这一危险因素，其阿尔茨海默病的发病率会减少一半。一旦患上高血压病，大多数患者需长期、甚至终身坚持治疗。定期测量血压；规范治疗，改善治疗依从性，尽可能实现降压达标；坚持长期平稳、有效地控制血压。

一般高血压病患者，应将血压（收缩压/舒张压）降至140/90 mmHg以下，65岁及以上的老年人的收缩压应控制在150 mmHg以下，如能耐受还可进一步降低。伴有肾脏疾病、糖尿病或病情稳定的冠心病的高血压病患者治疗更宜个体化，一般可以将血压降至130/80 mmHg以下。

三、糖尿病如何管理

糖尿病患者可通过多种方式控制好血糖。主要包括5个方面：糖尿病患者的教育，自我监测血糖，饮食治疗，运动治疗和药物治疗。饮食治疗是各种类型糖尿病治疗的基础，一部分轻型糖尿病患者单用饮食治疗就可控制病情。

那么，糖尿病患者的饮食应该注意什么呢？

（一）总热量

一般根据标准体重计算出每天所需要热卡量，根据情况作相应调整。儿童，青春期、哺乳期、营养不良、消瘦及有慢性消耗性疾病的人应酌情增加总热量。肥胖者要严格限制总热量和脂肪含量，给予低热量饮食，每天总热量不超过1 500 kcal（6 279 kJ）。另外，年龄大者较年龄小者需要的热量少，成年女子比同龄男子所需热量要少一些。

（二）碳水化合物

现认为碳水化合物应占饮食总热量的55%～65%。根据我国居民生活习惯，休息者每天需主食（米或面食）200～250 g，轻体力劳动者每天需主食250～300 g，中体力劳动者每天需主食300～400 g，重体力劳动者每天需主食400 g以上。

（三）蛋白质

蛋白质应占饮食总热量的12%～15%。蛋白质的需要量在成人每千克体重中约为1 g。儿童，孕妇，哺乳期妇女，营养不良、消瘦、有消耗性疾病的人蛋白质需要量宜增加至每千克体重1.5～2.0 g。糖尿病肾病者应减少蛋白质摄入量，约为每千克体重0.8 g，若已出现肾功能不全，应摄入高质量蛋白质，摄入量应进一步减至每千克体重0.6 g。

（四）脂肪

脂肪提供的热量约占饮食总热量的25%，一般不超过30%，摄入量为每天每千克体重0.8～1 g。动物脂肪主要含饱和脂肪酸，植物油中含不饱和脂肪酸多，糖尿病患者易患动脉粥样硬化，应以食用植物油为主。

四、如何防治高脂血症

血脂包括甘油三酯和胆固醇。血脂增高时，大量的脂类沉积在血管壁上，是动脉粥样硬化形成的重要原因。动脉粥样硬化形成后，血管壁变硬、变脆，血管内膜变得粗糙，可引起高血压病、冠心病、心肌梗死、脑血栓和阿尔茨海默病等。高血脂的防治应该从控制饮食及加强体力活动入手，可在医生指导下选用合适降血脂药进行治疗。

五、如何防治高同型半胱氨酸血症

高同型半胱氨酸血症是阿尔茨海默病的重要危险因素，降低血浆中同型半胱氨酸的水平有利于防治阿尔茨海默病，可在医生指导下选用合适药物进行治疗。

六、如何控制饮食

饮食应多品种、多变化，重视饮食的合理搭配。饮食宜清淡，低脂、低盐、低糖、低胆固醇，少吃油腻、煎炸、熏烤、盐腌类食品，适当多吃些蔬菜、水果，适当吃些杂粮、粗粮，特别是要保证各种维生素、矿物质和微量元素等有益物质的补充。俗话说"管住嘴，迈开腿"，应该遵循科学的方法，控制饮食并加强锻炼。

第二十章　增加认知储备

认知储备是用来描述人类大脑对病理损伤的抵抗能力的，对阿尔茨海默病的预防具有重要意义。正常人的大脑由如繁星般多的突触连接，这些突触有各自的功能，共同维持大脑的正常运作。然而，当患有阿尔茨海默病时，突触的数量和功能就会遭到破坏，这时，大脑会建立新的神经回路，搭建另一条或者另外好多条路替代被破坏的突触，到达同样的目的地，如同"条条大路通罗马"。

认知储备与性别、颅脑大小、认知相关的生活习性、生活经历、地域、受教育程度、收入等因素有关。个体的受教育程度、职业、智力、健康等都能反映其认知储备能力。认知储备的不可调节因素包括：性别、颅脑大小、大脑的尺寸、神经的密集程度等；可调节因素包括：受教育程度、职业类型的复杂程度、休闲活动的参与度、良好的人际关系等。

有研究显示，工作时与他人相处，而不是仅与数据及物品相处，对大脑具有最大的保护作用。正规教育、复杂的工作及新发现的基因可能增加对认知下降和痴呆的抵抗，甚至对存在不健康饮食习惯或脑小血管问题的阿尔茨海默病高危人群也同样有效。此外，另一研究发现，经过10年的科学认知训练可降低认知障碍危险因素。

因此，阿尔茨海默病的高危人群应该合理用脑，经常读书、看报、听新闻，培养多种兴趣爱好，不断接受新的事物，遇事要多动脑思考，锻炼自己的记忆力与思考能力。通过一些可调节的因素提高自身的认知储备，预防阿尔茨海默病的发生。

第二十一章　调整生活方式

一、怎样科学运动

多项研究提示，运动训练能改善老年人的认知功能，降低阿尔茨海默病的发病率。

根据个人情况，可以选择运动量较大的长跑等有氧运动，也可以选择运动量适中的散步或家务劳动。爬楼梯代替坐电梯则既锻炼了身体又节能环保。

有氧运动是不错的长期锻炼方式，主要为大肌群参与的活动，如步行、骑车及有氧运动操等。运动形式可多样，如散步、快步走、做健美操、跳舞、打太极拳、慢跑、游泳等。澳大利亚新南威尔士大学神经病学家佩尔明德·塞奇德瓦认为，"舞蹈中包含了认知活动、体育活动，还包含了社会互动成分"，完美地糅合了有助于延缓阿尔茨海默病发病的元素。

二、如何健康饮食

平时饮食要有规律，定时进食，不能变化无常。在膳食上，一般建议做到"三定、三高、三低和两戒"，即定时、定量、定质，高蛋白、高不饱和脂肪酸、高维生素，低脂肪、低热量、低盐，戒烟、戒酒。健康饮食可以借鉴"地中海饮食法""控制高血压饮食法""MIND饮食法"，详细内容可参考第二十二章的内容。

三、需要注意睡眠吗

良好、充足、高质量的睡眠，是消除大脑疲劳、恢复精力、防止大脑细胞基因突变最重要的措施和方法之一，避免熬夜，使大脑细胞能轮流休息充电。老年人晚间睡眠时间短，起床早，则可在白天小睡片刻或闭目养神以补充睡眠。

四、保持心情愉悦有用吗

"笑一笑，十年少"。保持愉悦心情、乐观心态，避免长期陷入忧郁的情绪及患上忧郁症，避免过度精神紧张和精神刺激，注意劳逸结合，以防止大脑组织功能的损害。保持心情愉快还能增强自身免疫力。神经心理研究表明，好的心情也许能发挥让我们意想不到的助益。

[参考文献]

［1］姜文斐，汤雅馨，潘卫东，2016. 认知储备能与认知功能障碍的新进展［J］. 中国临床神经科学，24（2）：239-243.

［2］李继宁，2013. 老年人如何预防痴呆症［J］. 医学信息，26（2）：311-312.

［3］孙廉，2015. 老年痴呆关键是预防［J］. 开卷有益（求医问药），（12）：22-23.

［4］田桂玲，2003. 积极动脑预防痴呆发生［J］. 开卷有益（求医问药），（3）：10.

［5］王越，拓西平，2015. 阿尔茨海默病的危险因素［J］. 中华老年多器官疾病杂志，（14）：873-876.

［6］左丽君，余舒扬，张巍，2013. 阿尔茨海默病的危险因素［J］. 中华老年医学杂志，32（9）：1021-1024.

第五部分

Alzheimer's
Disease
照护阿尔茨海默病患者

阿尔茨海默病患者的照护工作主要由家庭、老人院和医院共同承担。目前，国内大部分患者还是与家属共同生活，照护阿尔茨海默病患者对其家属来说是一项艰巨的任务。如何照护阿尔茨海默病患者，也是很多患者家属关注的话题。作为阿尔茨海默病患者的照护者，应接受多方面的培训，包括照料、护理、康复等。有条件的家庭可以请有经验的人员开展家庭教育，传授相关知识及应对患者异常行为的技巧。另外，照护者本身长期肩负照护任务，身心压力大，也要适时自我调整，维护身心健康，必要时及时到医院就诊。

第二十二章　阿尔茨海默病患者的营养饮食

一、饮食能降低阿尔茨海默病的发病风险吗

研究表明，坚持 "地中海饮食法" "控制高血压饮食法" 可以有效降低人们患阿尔茨海默病的风险。另外，营养流行病学家Martha Clare Morris博士和他的同事们研究得出了"MIND"这种新型饮食方法，并于2015年在阿尔茨海默病著名杂志《阿尔茨海默病与痴呆》上发表文章表明：严格遵循"MIND"饮食方法的人患阿尔茨海默病的风险会降低53%，即便是适度遵循这种饮食方法的人患阿尔茨海默病的风险也会降低35%。

二、为何地中海附近居民阿尔茨海默病的发病率相对较低

地中海是位于欧亚非三个大陆之间的一块海域，沿岸共有12个欧洲国家、5个亚洲国家及5个非洲国家。这些地中海地区居民的饮食习惯都有几个共同的特点：摄入大量的植物性食物（如新鲜蔬菜、水果、豆类、坚果、谷类）及鱼类，食用少量或适量的乳制品及葡萄酒，较少食用猪肉和牛肉等红肉。此外，这些地区的居民都使用橄榄油作为膳食脂肪的主要来源。橄榄油与其他常用的食用油脂相比，最大的一个特点就是单不饱和脂肪酸的含量非常高，可达70%，有助于降低胆固醇水

平，防止形成微小的血液凝块，可以改善血管功能。而新鲜蔬菜、水果中含有丰富的膳食纤维及各种抗氧化营养素。坚果、豆类是健康脂肪、蛋白质和纤维的重要来源，能降低血液里的胆固醇和其他有害血脂（如甘油三酯）的含量。鱼类富含对心脏有益的亚麻酸（ω-3脂肪酸），有助于降低血液黏稠度和血压，提高有益的高密度脂蛋白的水平。因此，地中海附近居民阿尔茨海默病的发病率相对较低。

三、什么是"地中海饮食"

"地中海饮食"指希腊、意大利、西班牙等地中海地区国家的传统饮食文化。其特点是食物多样、营养平衡，富含亚麻酸、抗氧化剂和植物化学物等，具体如下。

（1）以植物食品为基础，包含大量水果、蔬菜、五谷杂粮、豆类、坚果等。

（2）选用当地、应季的新鲜蔬果作为食材，简单加工，减少烹饪过程中维生素及抗氧化剂的损失。

（3）烹饪时以富含单不饱和脂肪酸的橄榄油为主，减少使用富含饱和脂肪酸的动物油及各种人造黄油；脂肪最多可占膳食总热量的35%，而饱和脂肪酸只占7%～8%。

（4）适量吃一些低脂或脱脂的牛奶、酸奶及奶酪。

（5）每周吃2次鱼或者禽类等低脂高蛋白的白肉类食品。

（6）鸡蛋一周不多于7个（也有建议不多于4个），烹饪方式不限。

（7）用新鲜水果代替甜品、甜食、蜂蜜、糕点类食品。

（8）减少红肉摄入，每周350～550 g，尽量选用瘦肉。

（9）进餐时佐以适量红酒，男性每天不超过2杯，女性不超过1杯。

除平衡的膳食结构之外，"地中海饮食"还强调适量。同时还主张健康的生活方式，乐观的生活态度，每天坚持运动。

四、"地中海饮食"容易遵循吗

中国是文明古国，亦是饮食文化悠久之地。中国饮食风味众多，因四季而异，讲究色香味、医与食结合等。各人群饮食因地域、民族与宗教、民俗、烹饪技法、原材料等差异而有很大差别。"地中海饮食"与我国饮食结构有较大差异，会因食物种类、口感、价格等原因不易被接受，因此"地中海饮食"模式在我国实际生活中并不容易遵循。

五、什么是"生酮饮食"

传统"生酮饮食"是一种高脂、低碳水化合物、充足蛋白质的饮食。禁食或摄入极低碳水化合物，由于身体得不到葡萄糖，脂肪酸游离出来，通过肝脏产生酮体。酮体的主要成分是 β-羟基丁酸。这是一种能比葡萄糖产生更多三磷酸腺苷（ATP）的能量来源，被称为超级脑燃料。相关研究人员已经确定 β-羟基丁酸还能够提高抗氧化功能，增加线粒体数量，并且刺激新生脑细胞。在神经元组织体的培养中发现，它还能保护神经元细胞不受阿尔茨海默病或帕金森病相关毒素的伤害。多个临床研究显示，神经退行性疾病患者使用"生酮饮食"可以改善症状，并具有统计学差异，学术界将这种治疗方法称作"神经酮疗法"。

但传统"生酮饮食"因其需要断碳（不吃碳水化合物），摄入大量的脂肪，患者很难接受并维持。同时需要营养师密切跟踪。有文献显示其不良反应高达64%以上，导致患者依从性特别差。据悉目前国内有一款从加拿大引进的外源性生酮剂MCT脑燃料，无须调整饮食，口服后30 min高效生酮，且通过优化配方，MCT中的辛酸能通过星形胶质细胞生成酮体，精准为大脑供能，单位耗氧量下能释放更多ATP，改善阿尔茨海默病患者的大脑能量代谢，改善能量危机。因其温水冲服时口感像椰子饮料，故又称"椰子饮料疗法"，总体不良反应为10%～12%，以胃肠道反应为主。

2021年最新一项实验——改良生酮饮食在阿尔茨海默病中的随机交叉实验结果显示，改良生酮饮食组对比常规低脂饮食组，生酮组在日常能力、生活质量、认知能力等方面都有显著提高，这对阿尔茨海默病患者非常重要。

另一项给60位早发性阿尔茨海默病患者饮食中添加MCT20g的实验结果显示，90%的患者在多个方面（包括记忆力、认知、社交互动、言语、活动能力、睡眠、食欲和视力）得到有效的改善。

因此，研究人员认为长期食用含MCT生酮配方食品对阿尔茨海默病患者的言语、记忆会产生积极影响，如果每天服用MCT 40～45g，效果会更好。

六、什么是"MIND饮食"

"MIND饮食"是指一个人每天至少食用三份全谷物主食、一份沙拉和除此之外的另一种蔬菜，此外还要搭配一杯红酒。以坚果为零食，每隔一天左右吃一次豆类，每周至少食用两次禽肉和浆果类水果，每周至少吃一次鱼。此外，必须限制被划为不健康食物的摄入量，尤其是黄油、奶酪、油炸食品或快餐（三者中任意一种每周最多食用一份）。

七、"MIND饮食"与"地中海饮食"比较有哪些优点

研究表明，没有严格遵循"地中海饮食"的人群其阿尔茨海默病预防效果不佳。"MIND饮食"相比"地中海饮食"更易为我国居民遵循，即便是适度遵循这种饮食方法的人患阿尔茨海默病的风险也会降低，所以，我们建议阿尔茨海默病患者和高风险人群采用"MIND"饮食。

八、吃鱼可以降低阿尔茨海默病发病风险吗

鱼可以给食用者提供大量健康的蛋白质。金枪鱼、鲱鱼、沙丁鱼、三文鱼、鳊鱼富含对心脏有益的亚麻酸，有助于降低血液黏稠度和血压，保持正常的心律，提高有益的高密度脂蛋白的水平。匹茨堡大学Becker教授的研究团队发现，吃煎鱼或烤鱼（不包括炸鱼）的老年人，其脑部记忆及认知功能相关区域体积增大，因此，吃鱼有助于降低阿尔茨海默病的发病风险。

九、哪些蔬菜水果有利于改善认知功能

研究发现，蔬菜（如西红柿、西兰花、蘑菇、紫甘蓝、胡萝卜、芹菜等）和水果（如苹果、黑莓、草莓、树莓、橘类等）有利于改善认知功能。"MIND饮食"

食谱中所指的蔬菜为绿叶蔬菜和其他蔬菜，浆果类是"MIND"食谱中唯一的水果，蓝莓具有很强的保护大脑的功能，草莓也在过去的研究中被证明可以很好地维持人体的认知功能。由于蔬菜、水果种类繁多，目前针对蔬菜、水果的种类与认知功能的关系的研究仍比较有限，以上提到的蔬菜、水果种类仅供参考。

十、全谷物对改善认知功能有效吗

全谷物有利于改善认知功能。全谷物富含营养素和植物化学元素，含有高浓度的膳食纤维、抗性淀粉和寡糖，以及丰富的抗氧化物质、维生素、微量矿物质和多酚成分。研究表明，摄食全谷物具有减轻体重、改善血脂和抗氧化等作用。

十一、坚果类食物对预防阿尔茨海默病有益吗

坚果是健康脂肪、蛋白质和纤维的重要来源，同时，坚果富含各种维生素。花生、核桃、松子、榛子、葵花籽等坚果含丰富的亚油酸，对神经细胞有保护作用，可降低阿尔茨海默病的发病风险。

十二、平时喝绿茶对预防阿尔茨海默病有好处吗

平时喝绿茶对预防阿尔茨海默病有好处。中国人有喝茶的好习惯，这种习惯有预防阿尔茨海默病的作用。美国研究人员Dragicevic等发现，绿茶中富含的epigallocatechin-3-gallate（EGCG）成分，可以有效地预防和减缓阿尔茨海默病的病情进程发展。

十三、喝红酒对预防阿尔茨海默病有用吗

红酒是葡萄酒的通称，并不一定特指红葡萄酒。研究证实，适当饮用红酒对预防阿尔茨海默病有益。葡萄酒独有的含聚酚等有机化合物，具有降低血脂、抑制坏的胆固醇、软化血管、增强心血管功能和心脏活动的功效，又有美容、防衰老的功效。从红酒中提炼的超氧化物歧化酶（superoxide dismutase，SOD）活性特别高，其抗氧化功能比由葡萄直接提炼要高得多。葡萄籽富含的营养物质多酚，其抗衰老

能力是维生素E的50倍，是维生素C的25倍，而红酒中低浓度的果酸还有抗皱、洁肤的作用。适量饮用红酒，最好进餐时饮用，避免空腹。男性每天不超过2杯，女性不超过1杯。

十四、平时喝咖啡对预防阿尔茨海默病有益处吗

平时适当饮用咖啡对预防阿尔茨海默病有益处，喝咖啡可延缓大脑衰老。咖啡具有抗炎功效，有助于预防脑卒中、抑郁症和糖尿病等多种慢性疾病。多项研究表明，早上喝咖啡有助于降低老年痴呆症和早老性痴呆症风险。芬兰一项大规模研究发现，中年女性每天喝咖啡3~5杯，20年后，其早老性痴呆危险降低65％。美国梅奥诊所专家建议，每天宜喝咖啡2~4杯。

十五、喝果汁可以降低阿尔茨海默病发病风险吗

有研究显示，苹果汁、黑加仑果汁可能有助于降低阿尔茨海默病发病风险。但是，此方面的研究较少。

十六、为何要限制糖分的过量摄入

糖分的过量摄入会增加阿尔茨海默病发病风险，建议不要饮用会导致肥胖的含糖软饮料。糖摄入来源最好是蔬果和其他自然甜味剂。矿泉水、不加糖的冰茶、果汁、低脂牛奶是最佳选择。

十七、有哪些不宜吃的食物

我们建议患者饮食种类丰富，增加营养，饮食不宜过饱也不宜过饥，提高食物的色香味有利于增加食欲。但同时也要注意，黄油、奶酪、脂肪含量高的食物要少吃或不吃。一般以植物油为主，尽量不吃烟熏、油炸、油煎类食物。饮食宜清淡，不宜吃重盐、重油、重糖类食物。

[参考文献]

［1］DRAGICEVIC N，SMITH A，LIN X，et al，2011．Green tea epigallocatechin-3-gallate（EGCG）and other flavonoids reduce Alzheimer's amyloid-induced mitochondrial dysfunction［J］．J ALIZHEIMERS DIS，26（3）：507-521．

［2］MORRIS M C，TANGNEY C C，WANG Y，et al，2015．MIND diet associated with reduced incidence of Alzheimer's disease［J］．ALZHEIMERS DEMENT，11（9）：1007-1014．

［3］RAJI C A，ERICKSON K I，LOPEZ O L，et al，2014．Regular fish consumption and age-related brain gray matter loss［J］．AM J PREV MED，47（4）：444-451．

［4］包育晓，2016．全球公认的最佳饮食法［J］．海南人大，002：56．

［5］蔡璨，王思思，刘璐鑫，等，2016．水果和蔬菜摄入与老年人认知功能关系［J］．中国公共卫生，32（9）：1163-1167．

［6］葛声，2015．地中海饮食如何在中国落地？［J］．糖尿病天地（临床），9（2）：84-86．

［7］韩飞，第文龙，郑璐，2013．全谷物与人类健康［C］．2013全球华人保健（功能）食品科技大会．

［8］刘金萌，苑林宏，2014．蔬菜水果摄入与老年人认知功能相关性的研究进展［J］．卫生研究，43（5）：867-872．

［9］孙建琴，2016．地中海饮食模式的启示［J］．保健医苑，（2）：30．

［10］佚名，2015．多喝苹果汁减少认知障碍［J］．中国老年，（8）：4．

［11］佚名，2015．英媒：十大预防阿尔茨海默病的健康食品［J］．保鲜与加工，（4）：73．

第二十三章　阿尔茨海默病患者的一般照护

一、怎样为阿尔茨海默病患者提供合适的生活环境

随着病情进展，阿尔茨海默病患者对环境的适应能力越来越差。环境混乱、陌生，刺激过多、过少或不恰当，缺乏规律性等，均有可能诱发患者产生激越行为。因此，应为患者创造安全、稳定、有适当刺激的环境，以保证患者的安全且能够进行自由活动，并减少因环境陌生而给患者带来的混乱和不安。患者房间内物品应标识醒目易辨认；地面最好使用防滑地板，防止患者跌倒；将锐器、药品、清洁剂等收好，以防患者拿到伤己伤人或误服；尽可能让患者生活在熟悉的环境中，避免搬家、轮换居住场所等；为患者尤其是长期待在房间里的患者提供适当的感官刺激，如音乐、特殊灯光、照片等。人际环境方面，多与患者进行语言、情感等方面的沟通和交流，使其体会到亲人的友爱，在保证安全的情况下鼓励患者做些力所能及的事情和感兴趣的事情，这些有利于增加患者信心，也有利于减缓病情的进展。

二、如何照护好阿尔茨海默病患者的日常生活

家属们也许会因为患者的一些行为心烦意乱，如忘记关水龙头和煤气阀，或随处丢放钥匙等，甚至还会有一些危险行为。但请照护者们给予患者理解和帮助，这些行为是病情致使，不是患者有意为之。因此，我们建议照护者采取一定的技巧帮助患者完成日常生活中的事情，尽可能帮助他们维持一种固定的生活习惯，并且尽量让患者自己做力所能及的事情，以便较长时间地维持患者尚存的自理能力。同时，可以适当利用最新的辅助技术，让患者及其照护者的生活变得轻松简单一些。

患者需要得到的是长期的照护，而不是某一个阶段的照护。建议由多个照护者来分担照护工作，避免单人照护的疲惫和烦恼，不同的亲友或其他照护人员也能给患者带来有益的刺激。

三、有哪些可用的辅助技术

（一）多媒体软件

多媒体软件可以帮助唤起回忆和刺激记忆力。整理好相册，陪患者一起看以前的照片，如全家福，从前工作、学习时的照片，等等。看看那些老电影，打开以前经常听的音乐，这些有助于唤起那些沉睡的记忆。

（二）便捷按键老人电话机

利用便捷按键老人电话机可以帮助患者用最简便的方式独立与外界取得联系。将亲友的电话号码设置为不同的数字按键，如"1"代表老伴的号码，"2"代表儿女的号码，"3"代表兄弟姐妹的号码，这些可按照患者的喜好设定，老人只需要按下相应的数字键，就可以方便快捷地与亲友通话。

（三）全自动日历时钟

全自动日历时钟可以帮助减轻患者对时间的混淆感。试着找一个可以显示日期和星期的电子日历，时钟最好可以对上午、下午时间的显示做明显的区分，特别是在天黑得较晚的夏季，傍晚时天依然相对明亮，这会让患者更容易混淆时间概念。

（四）全球定位系统防走失追踪器

使用全球定位系统（global positioning system，GPS）进行监控可以帮助寻找走失的患者。老人携带GPS定位器，家属可在电脑或手机上追踪老人的位置。大多数定位器还带有一个特定按钮，如果患者迷路了，或者感到恐慌时，可通过此键迅速通知家属。研究表明，这种追踪装置可以让照护者更放心。

（五）腕带电子标签

通过随身佩带的腕带电子标签，能让照护者实时了解患者所在的位置。这种产品设计简单、轻巧，方便随身携带，也能让周围的人知道患者的特殊需求。

（六）家庭监控设施

必要时可以在患者居住的房子内外安装监控装置，同时应保护患者的隐私，可选择在客厅、厨房、阳台等地方安装，对于患者的生活方式和突发情况实行远程监控，有助于降低相关的独居风险，也避免了远在外地的家属时时刻刻为患者担心。

　　以上列举的是常用、便捷的辅助技术，高科技产品层出不穷，在安全的前提下，也可以根据喜好选择其他的技术。

四、照护的同时需要配合康复训练吗

　　康复训练配合药物是目前公认的治疗方式，能保障患者生活上的需求，延缓智能衰退，所以，在照护患者起居的同时，应尽可能给予患者肢体及认知的康复训练。建议轻度痴呆患者自己料理生活，如买菜、做饭、收拾房间、清理个人卫生，鼓励患者适当参加社会活动，安排一定时间看报、看电视，使患者与周围环境有一定接触，以分散病态思维，活跃情绪，减缓精神衰退。对于已出现认知功能障碍（如做事丢三落四，忘记吃饭、吃药，迷路，甚至丧失生活自理能力）的患者，要体贴患者，避免大声训斥，以免伤及患者的自尊，加重病情的恶化。

　　根据患者的认知能力，采取一些适宜的干预方法，包括认知训练、环境干预、运动疗法、作业疗法、社会心理学干预等。对于记忆力障碍较重的患者可经常询问刚才发生过的事情，鼓励患者做简单的计算，回忆家里亲朋好友的名字，做简单的拼图游戏等。具体内容详见第十七章。

第二十四章 伴发行为与精神症状的阿尔茨海默病患者的照护

痴呆伴发的行为精神症状在阿尔茨海默病的进展中发生的可能性为90%，包括攻击行为、徘徊、抑郁、妄想、幻觉及睡眠紊乱等。出现相关症状时首先应该考虑非药物治疗，如音乐治疗、光照疗法、怀旧治疗、按摩疗法及情感性触摸等。

阿尔茨海默病患者异常行为一旦发生往往很难应对，强行制止反而会使异常行为加重，因此预防异常行为发生比被动应对重要。预防措施有：尽量减少外界环境对患者的刺激；安排适当的活动与刺激减轻患者的无聊感，分散其注意力；避免伤害患者的自尊心；识别行为发生的诱发因素，减少其发生的频率。

患者的异常行为一旦发生，照护者应该认识到患者的异常行为是疾病所致，要以恰当的技巧应对。避免与患者产生正面冲突，转移患者注意力，给患者留有一定的空间，在安全前提下，可采取有意忽略的态度。患者出现幻觉、妄想等症状时，应以谅解的态度与其解释，避免争论。如需要药物配合治疗，一定要监督患者服药，同时密切观察患者的反应，包括药物疗效及副作用。

第二十五章　阿尔茨海默病患者晚期并发症的管理

研究表明，重度阿尔茨海默病患者晚期因长期卧床、大小便失禁，会引起许多并发症，如进食障碍、感染、褥疮等，并发症是导致患者死亡的主要原因。针对此情况，良好的护理对预防这些并发症的发生有重要的意义，晚期护理应强调针对并发症，保证营养，预防压疮，防止关节畸形和肌肉萎缩。

一、如何护理进食障碍的患者

进食障碍是晚期阿尔茨海默病患者最常见的并发症，包括口腔吞咽困难、咽部吞咽困难导致误吸、不能自己进食或者拒绝进食等。吞咽障碍患者，进食要预防呛咳和呛噎，或予胃管进食，但胃管进食可能增加患者肺部感染的风险，因此患者家属应当与医生充分讨论并参考患者以往的意见与计划酌情选用。当出现进食问题时，需要考虑是否出现了紧急情况（比如牙科问题）或者是否存在可逆性原因。可通过其他方式来鼓励患者经口进食，如进食较少量的食物、改变食物类型及补充高碳水化合物等。另外，也可以选择他人喂食。

二、如何护理感染的患者

感染是晚期阿尔茨海默病患者极其常见的并发症，约 2/3 的患者发生过感染，最常见为尿路感染或呼吸道感染。对于晚期阿尔茨海默病患者，在抗生素的使用上，家属需与医生充分沟通，表明总体治疗目标（是为了患者舒适还是为了延长生存期），从而选择姑息治疗或是加用抗生素治疗。

三、怎样预防褥疮

褥疮的护理以预防为主，照护者应帮患者勤翻身，保持清洁，保护患者的皮肤，预防压疮。

四、如何预防关节畸形和肌肉萎缩

卧床患者应定时进行肢体关节的被动活动，多伸展、按摩肌肉，也可以咨询专业人员采用针灸、电刺激等方式来防止关节畸形和肌肉萎缩。

重度阿尔茨海默病患者的护理，除应与医生讨论治疗和护理方案外，还应结合信仰及文化充分讨论、制订临终护理计划。

第二十六章 如何获得阿尔茨海默病患者照护相关知识及帮助

阿尔茨海默病患者照护者需要了解疾病相关知识、用药知识，还要具有相关护理技巧、康复训练的技能及自身心理调节的知识，因此需要相应的健康教育和培训来提高照护者的专业素养。

一、国内外专业网站

目前，对于阿尔茨海默病患者照护者这一特殊群体，国内外专业医疗机构、医学协会及社会团体组建了专业网站，为阿尔茨海默病患者照护者提供信息支持。

（一）国际阿尔茨海默病协会网站（http：//www.alz.co.uk/）

国际阿尔茨海默病协会（Alzheimer's Disease International，ADI），于1984年在美国成立，是世界卫生组织的合作伙伴。其网站分为：信息服务，行动计划，科学研究，新闻速递，以及联系方式、捐助方式等板块。

（二）中国阿尔茨海默病协会网站（http：//www.adc.org.cn/）

中国阿尔茨海默病协会（ADC）由中华人民共和国国家卫生健康委员会主管，于2002年正式批准成立，2010年5月创办网站。ADC成员主要为专注于阿尔茨海默病医疗护理工作的专家志愿者，以及热心于阿尔茨海默病宣传教育和社会服务工作的社会各界人士和社会工作者。网站分为痴呆防治、专题活动等板块，为阿尔茨海默病患者、患者家属及照护者等提供信息服务。

（三）阿尔茨海默病患者照护者支持网站（http：//alzonline.phhp.ufl.edu/）

阿尔茨海默病患者照护者支持网站是一个专门为阿尔茨海默病患者照护者提供服务的网站，该网站是在美国佛罗里达州老年事务部及佛罗里达远程医疗中心承担的一个远程医疗项目的支持下创办的。网站从2000年开始为阿尔茨海默病患者照护者提供在线支持服务，板块内容设有照护者阅读自习室、照护者课堂、相关社区和公共服务网站、留言板、专业知识培训。

（四）针对家庭慢性病照护者的网站（http：//www.nfcacares.org/）

针对家庭慢性病照护者的网站由美国家庭照护协会（NFCA）主办，面向人群有阿尔茨海默病患者的照护者，也有承担护理慢性病患者或失能患者的照护者。网站旨在为这些家庭照护者提供信息服务，改善他们的健康状况和生活状态。NFCA还建立了网络虚拟图书馆，为家庭照护者提供有关护理建议、NFCA出版物、护理实时通信、家庭护理等，另外网站还设有家庭照护者论坛。

（五）VHA Home Healthcare网站（http：//familycaregiving.ca/）

VHA Home Healthcare网站是一个面向照护儿童患者、照护成人患者和照护老年患者这3类照护者的网站。照护的老年患者的疾病类型主要包括阿尔茨海默病、充血性心力衰竭等。针对阿尔茨海默病患者的日常生活，照护指导包括开车、交通、厨房安全、上厕所、用药、记忆问题、交流谈话、睡眠、洗澡、穿衣等方面。

（六）助爱之家–阿尔茨海默病关爱网（http://www.loveandhelp.com/index.aspx/）

助爱之家—阿尔茨海默病关爱网是2011年由美国环健集团联合哈佛大学、斯坦福大学、北京大学精神卫生研究所等合作创办的，旨在提高人们对阿尔茨海默病的认识，提高家庭照护者的照护技能，帮助照护者发现自身面对的压力、学习应对方法，从而提升患者及其家庭照护者的生活品质。网站内容设置包括：阿尔茨海默病知识介绍、照护技巧、专家答疑、视频资料、书籍影视、新闻资讯、分享故事等。

二、医院的记忆门诊

到目前为止，我国有200多家医院开设了记忆门诊，有痴呆专科医师、神经心理评估师、康复治疗师等，照护者可根据实际情况到相应的医院咨询并寻求帮助。建议有这方面困惑的患者和家属及时求助于各记忆门诊，无论是阿尔茨海默病高危人群，还是处于各个时期的阿尔茨海默病患者，抑或是家属们，在这里都会得到专业的指导意见。

三、阿尔茨海默病相关协会或团体

面对国内阿尔茨海默病患者日益增多的严峻现状，阿尔茨海默病相关协会或团体正在逐渐成立，照护者也可通过这些团体了解阿尔茨海默病的相关知识，交流照护经验。

四、结束语

对于阿尔茨海默病患者、高危人群及有阿尔茨海默病家族史的人群，我们建议他们深入了解医学研究，或者加入其中。他们会获得有关自身或者家属的客观、专业的健康指导意见，了解到阿尔茨海默病最新的研究成果，接触到最新的诊断方法、药物、基因检测，在确保安全的前提下，这些都是非常有用的。患者将在生命科学工作者的帮助下与全球的阿尔茨海默病患者及家属们并肩作战，也为推动健康事业的发展贡献了力量。期待在不久的将来，我们能一起唤醒沉睡的记忆。

[参考文献]

[1] 郝小鹏，2009. 老年性痴呆的护理与预防 [J]. 护理实践与研究，6（4）：36-38.

[2] 贾建平，王荫华，杨莘，等，2011. 中国痴呆与认知障碍诊治指南（六）：痴呆患者护理 [J]. 中华医学杂志，91（15）：1013-1015.

[3] 贾建平，2015. 中国痴呆与认知障碍诊治指南 [M]. 2版. 北京：人民卫生出版社.

[4] 刘风兰，王曙红，冯晓，2011. 痴呆护理的研究进展 [J]. 中华现代护理杂志，17（7）：859-861.

[5] 聂小丽，2011. 老年性痴呆的护理 [J]. 中外医学研究，9（19）：90.

[6] 朱艳艳，阮学平，2014. 阿尔茨海默患者家庭照顾者的网络信息服务 [J]. 预防医学情报杂志，30（3）：70-73.